ACCOUNTABILITY MÉDICA

AUGUSTO CÉSARE

ACCOUNTABILITY MÉDICA

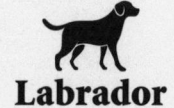

Uma jornada além da ética

© Augusto Césare, 2025
Todos os direitos desta edição reservados à Editora Labrador.

Coordenação editorial Pamela J. Oliveira
Assistência editorial Vanessa Nagayoshi, Leticia Oliveira
Direção de arte e capa Amanda Chagas
Projeto gráfico Vinicius Torquato
Diagramação Nalu Rosa
Preparação de texto Maurício Katayama
Revisão Sérgio Nascimento

Dados Internacionais de Catalogação na Publicação (CIP)
Jéssica de Oliveira Molinari - CRB-8/9852

Césare, Augusto

Accountability médica : uma jornada além da ética / Augusto Césare.
São Paulo : Labrador, 2025.
128 p.

ISBN 978-65-5625-871-3

1. Ética médica 2. Medicina – Responsabilidades I. Título

25-1360   CDD 174.2

Índice para catálogo sistemático:
1. Ética médica

Labrador

Diretor-geral Daniel Pinsky
Rua Dr. José Elias, 520, sala 1
Alto da Lapa | 05083-030 | São Paulo | SP
contato@editoralabrador.com.br | (11) 3641-7446
editoralabrador.com.br

A reprodução de qualquer parte desta obra é ilegal e configura uma apropriação indevida dos direitos intelectuais e patrimoniais do autor. A editora não é responsável pelo conteúdo deste livro.
O autor conhece os fatos narrados, pelos quais é responsável, assim como se responsabiliza pelos juízos emitidos.

Conheça todas as teorias, domine todas as técnicas, mas ao tocar uma alma humana, seja apenas outra alma humana.

Carl Jung

DEDICATÓRIA

Ao longo de mais de 40 anos tive a felicidade de aprender e conviver com médicos que foram e são exemplos de accountability. Mesmo que alguns deles não tenham conhecido o significado literal da palavra, esses profissionais exemplares exerceram esse conceito de forma plena durante longos anos. A profissão médica possibilita, mais do que em qualquer outra profissão, uma relação de admiração pelo exemplo; os verdadeiros mestres não se limitam a ensinar e inspirar, tornam-se referências de vida.

O grande exemplo em minha vida profissional foi meu pai, Yulo Césare, médico cardiologista que sempre teve a medicina como grande paixão. De gestos tranquilos e atitudes escrupulosas, sua trajetória de médico assistente e professor serviu de incentivo para muitos profissionais como eu. Trago sua recordação em cada exame físico que faço; sigo a propedêutica que aprendi com ele e me emociono ao recordar suas palavras e conselhos. Meu pai amava a medicina, e aprendi a amar minha profissão primeiramente através dos olhos dele. Obrigado, meu pai! Recordo também com admiração de meus tios e médicos: Bernardo Viana e Plínio Viana, frutos dessa mesma árvore rígida em valores e princípios.

Nossas referências começam na família e se fortalecem na Academia, onde somos influenciados por nossos mestres. Médicos e professores que merecem ser citados como exemplos de docência e assistência médica. Médicos que influenciaram positivamente inúmeros colegas ao longo de suas trajetórias: Prof. Armênio Guimarães, Prof. Gilson Feitosa, Prof. Raymundo Paraná, Prof. Álvaro Cruz, Prof. Osmário Salles, Prof. Mittermayer Santiago, Prof. José Lúcio Machado. Poderia preencher um livro inteiro e ainda estaria sendo injusto com alguém. Exercer a docência médica é uma escolha que envolve sacrifícios, mas certamente é repleta de orgulho por auxiliar na formação acadêmica de muitos médicos.

O exemplo *accountable* se demonstra de várias formas além da docência. Dois grandes nomes — não apenas por um legado de accountability profissional, mas principalmente pela gentileza e amor com que dedicaram toda a vida aos seus pacientes, às suas famílias e aos seus colegas — merecem um reconhecimento especial: o Dr. Maurício Nunes, amigo rubro-negro e colega cardiologista; e o Dr. Luiz Menezes, conhecido também por Dr. Lapão, um tio amado, craque de bola e um dos precursores da cirurgia de joelho no Brasil. A generosidade e caráter desses dois amigos me emocionam profundamente. Com a mais profunda admiração, carinho e respeito por esses dois amigos, também gostaria de deixar um legado de paixão pela medicina.

Uma dedicatória muito especial deste livro também é para Dra. Alessandra Césare, minha esposa e companheira de jornada. Conhecendo-a desde a residência médica e acompanhando sua trajetória como profissional e empresária, Alessandra é uma grande referência pessoal de accountability, sobretudo no exercício da atividade médica empresarial. Um exemplo de como é possível conciliar interesses empresariais sem se afastar da ética e da accountability.

Por fim, este livro também é dedicado aos futuros profissionais médicos, em especial aos meus alunos. E, ainda mais especialmente, quero dedicar este livro a Maria Fernanda Saraiva Césare, estudante obstinada, inteligente e sensível. Filha carinhosa e gentil. Que estas linhas ajudem você e os demais médicos em formação a não se desviarem do caminho estreito da ética e da accountability. No entanto, se eventualmente ainda tiverem dúvidas sobre como tomar decisões e não encontrarem respostas claras, mirem em seus bons exemplos profissionais, nos seus melhores professores e tornem-se exemplos para as futuras gerações.

SUMÁRIO

Prefácio — 13
Introdução — 17

Parte 1 — 21
O que é accountability — 23
    Conceitos — 23
    Liberdade — 29
    Ética — 32
    Honestidade — 34
    Comunicação — 37
    Trabalho — 40

Parte 2 — 45
O processo de decisão — 47
    Grupos hospitalares — 47
    Praticando accountability — 50
    Seguradoras — 52
    Praticando accountability — 54
    Indústria farmacêutica — 55
    Praticando accountability — 60
    Revistas científicas — 62
    Praticando accountability — 67
    Valores morais — 69

Praticando accountability — 74
Propaganda — 74
Praticando accountability — 77

Parte 3 — 81
Agindo de forma accountable — 83
Confiança — 84
Transparência — 86
Respeito — 87
Responsabilidade — 89
Conhecimento — 92
Coragem intelectual — 95
Propósito — 97
Regra de ouro ou regra de prata — 99
A lição de Oz — 101
A coragem de enxergar — 103
O desejo de se apropriar — 104
A vontade de solucionar — 105
A hora de agir — 106
Recompensa — 107
O medo de errar e o desejo de acertar — 109
O paradoxo do poder — 114

Epílogo — 119
Agradecimentos — 121
Referências — 123

PREFÁCIO

ACCOUNTABILITY: IDEIAS SOBRE UM TEMA NOVO

Para o filósofo, pacifista e matemático Sir Bertrand Russell, o amor é sábio e o ódio é tolo. bell hooks* propõe que o amor não é apenas um sentimento, mas uma ética de vida; e que sua expressão mais plena é bondade, indulgência e perdão. Se esses conceitos permeassem intensa e claramente as ações para resolução dos conflitos humanos, a vida seria mais leve e digna. No exercício da profissão, o médico tem seus atos normatizados pelo Código de Ética Médica. Com a noção de que a responsabilidade é indelegável; e de que a liberdade de expressão e ação tem como limitante o direito do outro, observa-se como tendência a adoção de uma cultura de corresponsabilidade inevitável que estabelece que as ações humanas impactam na afetividade (emoções/sentimentos), no tempo e na memória de cada ser humano, e assim as ações de uma pessoa têm consequências para a humanidade, podendo afetar outras vidas, mesmo que de forma inconsciente. No exercício da profissão médica, não nos é dado o direito de afetar destrutivamente a vida

---

* O nome bell hooks é uma reivindicação do legado de sua bisavó, Bell Blair Hooks. A letra minúscula é adotada por ela para dar enfoque ao conteúdo da sua escrita e "não à sua pessoa".

de nossos pacientes, mas a falta de responsabilidade na aplicação do conhecimento médico pode causar danos reais, sérios e fatais. Nesse cenário, Augusto Césare apresenta o conceito de accountability como uma ferramenta capaz de modificar desfechos negativos em saúde. No capítulo "O que é Accountability", o autor traz a seguinte proposição: "Enquanto a preocupação civil e criminal se direciona a não cometer ilícitos, a accountability se estende a fazer o melhor, da melhor forma, para obter o melhor resultado possível. No primeiro cenário, o médico se encontra limitado a agir dentro do código de ética, nos limites impostos pelas recompensas. No segundo cenário, além da preocupação ética, o médico estende os limites para a busca de melhores resultados".

A partir da leitura atenta deste capítulo, compreendi que o livro *Accountability médica* é desafiador ao exercício de pensar, especialmente na aridez do terreno que ora navegamos. A tradição médica sempre esteve focada num compromisso sacerdotal que parece excluir a possibilidade de tratar a medicina como profissão; e tentativas dessa natureza são confundidas com mercantilismo da arte de curar... Nesse processo, é necessário conciliar o aspecto do sacerdócio médico no papel de servir a humanidade com o exercício da profissão que lhe é instrumento de sobrevivência no mundo.

Médicos podem se perguntar num pensamento dicotômico: a medicina é um sacerdócio ou negócio? O fato é que o ato médico é um exercício altruístico ao maior bem que o outro tem: a vida, que deve ser vivida com qualidade por muitos anos; ao mesmo tempo que é também uma atividade profissional remunerada, tanto para o médico profissional liberal quanto para as empresas médicas, que têm expectativas de resultados financeiros concretos; e no ambiente das grandes corporações privadas de prestação de serviços de saúde, adicionam-se metas orçamentárias, gestão profissionalizada de serviços, protocolos assistenciais, sob a vigilância das métricas de qualidade assistencial, segurança do paciente e excelência dos serviços (acreditação). É um equívoco lamentável olhar a profissão médica com essa dicotomia, ao mesmo tempo que é um imperioso desafio associar o exercício sacerdotal da medicina à sustentabilidade dos serviços de saúde, considerando que a vida humana não tem um preço mensurável por métrica alguma, mas os cuidados com a saúde sim.

Nesse cenário desafiador ao exercício da profissão médica, este livro lança luz sobre questões de grande relevância não apenas para o médico, mas para a sociedade aos seus cuidados. Embora, como o estimado autor bem define, não haja uma tradução formal da palavra "accountability" do inglês para o português, é possível um significado aproximado: *responsabilização*, que é o ato ou efeito de responsabilizar-se, significando o conceito de que quem desempenha funções de importância na sociedade deve responder pelas suas ações. Desse modo, considerando as características especialíssimas da atividade médica, os meios para tomada de decisões e os resultados probabilísticos dos resultados dos tratamentos, o conceito de accountability é precisamente aplicável ao ato médico. Segundo o autor, a "ética médica se fundamenta numa conduta pessoal dentro de um limite pressuposto de regras de conduta. Accountability, por sua vez, estaria relacionada ao senso pessoal de responsabilidade e à busca por melhores resultados. A ética precede a relação e orienta caminhos, e a accountability se estende aos resultados e suas responsabilizações".

Um médico capaz de compreender esses conceitos e o amor nessa magnitude de sentimento será capaz de exercer sua profissão de forma accountable ou com accountability. E nesse sentido, accountability permeia, e pode ser um conceito útil, a resolução dos conflitos inerentes ao exercício da medicina. Assim, Augusto Césare propõe que os cuidados de saúde baseados em valores são um dos tópicos mais importantes na transformação das ações para assistência à saúde atualmente. Abordagens baseadas em valor para organizar os cuidados são amplamente apontadas como críticas para melhorar os indicativos de saúde dos pacientes em todo o mundo e conter os custos descontrolados. Aqui, valor é definido como os resultados que importam para os pacientes e os custos para alcançá-los.

Os valores (ética e moral) precedem as normas (deontologia). Para Diego Gracia, psiquiatra e filósofo, o caminho para chegarmos a atender o maior número de valores pertencentes ao exercício da medicina é através da prudência. Prudência e responsabilização/accountability permeiam, e podem ser conceitos úteis, a resolução dos conflitos inerentes ao exercício da medicina.

Cláudio Marcelo Bittencourt das Virgens
Médico cardiologista e intensivista e mestre em Medicina Humana

INTRODUÇÃO

Novembro de 2023. O termo accountability já fazia parte frequentemente nos comentários sobre política, sociedade e justiça. A dificuldade de uma tradução literal e de uma explicação mais sistemática e objetiva tornava a minha percepção muito superficial. Mas a oportunidade de ouvir por algumas horas uma apresentação de João Cordeiro abriu minha mente, não só para a dimensão específica do significado, mas também para a possibilidade de ampliar sua abrangência.

Qual é a diferença entre ética e accountability?

A pergunta, feita no intervalo entre as palestras, foi respondida de forma clara e objetiva. Ética pode ser accountable ou não. A ética presume regras, diretrizes e normas. Mesmo uma sociedade delinquente pode ter seu próprio código de ética. Accountability está associada a resultados, a valores.

A segunda pergunta automaticamente já fervilhava em minha mente.

Temos um Código de Ética Médica. Poderíamos buscar uma accountability médica?

A falta de uma resposta efetiva foi seguida de um desafio; é um bom tema para se pensar.

Nascida a ideia de pesquisar sobre o assunto e tentar discorrer sobre o tema, a pobreza de publicações específicas foi um pouco frustrante no início. Após buscar inspiração em filosofia, psicologia e temas como liderança, performance e processos de decisão, a concepção de um pequeno livro (ou um grande ensaio) foi sendo construída.

O objetivo nunca foi esgotar um tema tão complexo e abrangente, mas plantar uma semente para desafiar o médico e todos que se envolvem diretamente na assistência à saúde e na educação médica a sair da zona de conforto e refletir sobre o papel e as consequências de nossas escolhas. Sem querer fechar questões e estabelecer julgamentos, o livro se propõe a analisar o contexto da atividade médica e sugerir mecanismos de ação que possam ser úteis na construção de uma relação accountable.

Escrever sobre o assunto foi um processo de construção e aprendizado pessoal. Refletir sobre o tema sob perspectivas mais filosóficas ajudou na compreensão da atividade médica e de como a formação do caráter é essencial na construção de uma relação médico-paciente. De nada adianta o avanço científico e a produção acadêmica se a base moral da medicina não estiver pautada em virtudes e engajada em propósitos.

Estas páginas não pretendem esgotar o tema, mas talvez ajudem a quebrar alguns paradigmas e gerar algumas hipóteses. Num contexto em que a atividade médica se apresenta cada vez mais exposta, em que a inteligência artificial está se inserindo cada vez mais diretamente na medicina, debater o ato médico para além de seu conceito de ética é uma forma de não permitir que a medicina se afaste de seus princípios morais básicos de ajudar, proteger, tratar e prevenir as doenças que afligem o ser humano.

Este ensaio está dividido em três partes. Na primeira parte, o objetivo é desnudar onde o conceito de accountability pode ser inserido na prática médica. A compreensão do conceito e o entendimento do processo que envolve a decisão médica são discutidos sob a luz de valores básicos e analisados na atividade a partir do trabalho em si. A segunda parte é focada no processo decisório através de vários exemplos pelos quais podemos debater sobre a accountability. A descrição de cenários e situações específicas que influenciam no processo decisório é seguida por uma reflexão sobre a ótica accountable. A terceira e última parte busca aprofundar o tema pela percepção dos valores morais e pessoais do médico. Num discurso mais filosófico e subjetivo, a ideia é mostrar como a accountability é internalizada no médico e como isso se reflete em sua relação com o paciente. Essa última parte nos convida a exercer regras e virtudes morais em busca de uma recompensa que está muito além de reconhecimento financeiro ou estético.

PARTE 1

O QUE É ACCOUNTABILITY

A possibilidade de aprimorar o exercício da Medicina.

CONCEITOS

Apesar da vasta literatura sobre ética médica, deontologia e análises processuais sobre a prática médica, é quase inexistente a literatura sobre accountability na atividade médica. A literatura científica na área médica está focada em accountability sob a ótica social e educacional, direcionando o pensamento e os estudos a uma esfera completamente fora do escopo da atividade-fim do médico. Mas será que vale a pena debater accountability médica? Em primeiro lugar, o conceito de accountability é muito complexo e pode envolver perspectivas distintas. É comum relacionar accountability com o senso de responsabilidade pessoal voltada para resultados positivos, como menciona o autor João Cordeiro.[1] Outros autores, como Carolyn Taylor,[2] relacionam o termo ao compromisso formal entre duas partes. Para Julia Gianzanti,[3] accountability é a capacidade de reconhecer e assumir comportamentos e impactos nas situações enfrentadas e promover mudanças e soluções a partir do repensar de suas próprias ações. Apesar da falta de uma tradução literal que seja aceita universalmente, definir accountability abrange desde uma atitude virtuosa, que esteja baseada na expectativa para quem o ato é direcionado e no desempenho de quem fornece, até sua responsabilidade perante essa atitude. Alguns textos tratam accountability precedido pelo artigo masculino, abordando o tema como "o" comportamento. No entanto, vou preferir o uso do artigo feminino por considerar o sentido da palavra muito mais ligado à virtude, assim como muitos outros autores.

Em segundo lugar, é preciso delimitar com razoável precisão as diferenças entre ética e accountability médica. Nesse contexto é imperativo salientar que nem tudo o que é ético necessariamente é accountable, mas possivelmente qualquer atitude médica accountable deveria ser ética. Segundo Gianzanti, ética, integridade, coragem e humildade são os quatro valores que compõem a accountability. Enquanto a autora define a ética como a atitude de fazer o que é certo, considero que o sentido da ética no propósito de accountability médica consiste mais em não fazer o que é errado. E, finalmente, é preciso refletir se a atividade médica, conquanto atividade de meio, pode ser analisada sob a perspectiva da accountability, que essencialmente traz uma percepção de responsabilidade e resultado.

Sabemos que o Código de Ética Médica (CEM) no Brasil[4] é composto por 26 princípios fundamentais, 11 normas diceológicas, 117 normas deontológicas e 4 disposições gerais. O extenso texto aborda desde questões básicas do exercício profissional, como sigilo e capacitação profissional, até aspectos complexos das relações com colegas, pacientes e a indústria farmacêutica, além da própria exposição e divulgação de sua atividade. Em seu parágrafo único sobre responsabilidade profissional, o CEM deixa explícito que "a responsabilidade médica é sempre pessoal e não pode ser presumida". Verifica-se, portanto, que o CEM, de modo quase integral, regula a atividade médica no sentido daquilo que não deve ser feito, do que deve ser evitado, do que é passível de punição.

Apesar de haver muitos artigos médicos direcionados para accountability, ampla maioria deles aborda a accountability sob uma visão social ou educacional, visões relacionadas a aspectos da educação médica ou da responsabilidade social da medicina. No entanto, o exercício da medicina está relacionado ao contrato informal entre o médico e seu paciente. Uma relação pautada em confiança e preceitos éticos que norteiam essa atividade. Não se trata, portanto, de uma relação com a sociedade ou faculdades, nem de uma responsabilidade com entidades impessoais. A accountability médica é essencialmente pessoal e intransferível. Nesse aspecto, John Peteet e colaboradores[5] abordam a concepção da accountability nessa relação pessoal durante o exercício da medicina, esclarecendo que sua ausência implicaria na perda da efetividade do objetivo principal do cuidado médico. Nesse sentido, é possível intuir que a ética médica se fundamenta numa conduta pessoal dentro de um limite pressuposto de regras de conduta. A accountability, por sua vez, estaria relacionada ao senso pessoal de responsabilidade e à busca por melhores resultados. A ética precede a relação e orienta caminhos, e a accountability se estende aos resultados e suas responsabilizações, incluindo as complexas relações com colegas, instituições, academia, órgãos políticos, entidades públicas e indústria farmacêutica.

E o que seria um resultado excepcional para um paciente que busca atendimento médico? Como podemos pensar em resultados diante de uma ciência tão imprecisa, diante de um sistema biológico tão complexo? Estaríamos tangenciando a errônea percepção de que o médico é quase um deus? Esse falso sentimento de onipotência é um claro equívoco. Exercer a medicina de maneira accountable não é a garantia da excepcionalidade, não é fazer a escolha apenas baseada no que pensa ser melhor. O médico que busca o melhor resultado segue sua conduta de forma ética, o médico que também julga ser accountable busca um melhor resultado mediante um processo que considere todas as variáveis em questão no sentido de buscar o melhor para o paciente.

O cenário da atividade médica envolve uma complexa relação de pessoas e instituições com os seus respectivos interesses, valores e princípios. A presença de princípios éticos e um forte senso de responsabilidade de todos esses personagens talvez seja o caminho para uma medicina accountable. Um desequilíbrio desses interesses pode até não interferir num resultado, mas é possível que resulte em custos mais elevados, efetividade reduzida ou sofrimento desnecessário. É preciso deixar claro que a busca pela prática médica accountable é um processo contínuo.

A relação médico-paciente esteve geralmente baseada em aspectos de conduta (tratamento ou intervenção), expectativa e resultado. Municiado de habilidades técnicas e conhecimento científico, o médico tradicionalmente usava esses atributos para o benefício de seu paciente, que, por sua vez, acolhia essas condutas com base na confiança e na expectativa de resultado (Figura 1). Entretanto, esse cenário simplificado não é a expressão completa da realidade que envolve a atividade médica nos dias de hoje.

Figura 1

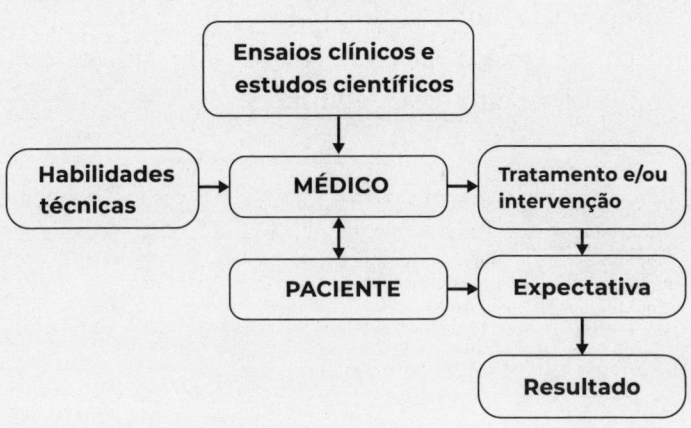

A atividade médica ganhou uma complexidade imensa a partir da participação mais efetiva e direta de outros personagens e instituições. A disseminação do conhecimento e divulgação de informações por meio da internet tornou o paciente mais questionador e mais participativo do processo decisório. A Figura 2 busca mostrar de forma mais abrangente essa complexa relação médico-paciente. Além das habilidades técnicas que capacitam o profissional e o acesso à informação científica, que são fatores importantes e variáveis, a relação com a indústria farmacêutica também pode exercer maior ou menor influência na decisão do médico. Fatores associados à gestão de hospitais e seguradoras também possuem um importante potencial de interferência na decisão médica. Os valores e princípios morais e religiosos, presentes tanto no médico como no paciente, também são fatores consolidados ao longo da formação do indivíduo. E, no caso do médico, devemos acrescentar os princípios éticos que devem ser ministrados e exemplificados durante a formação do profissional. É plausível que toda a convergência desses valores ajude na relação médico-paciente, mas não é uma garantia de accountability.

Figura 2

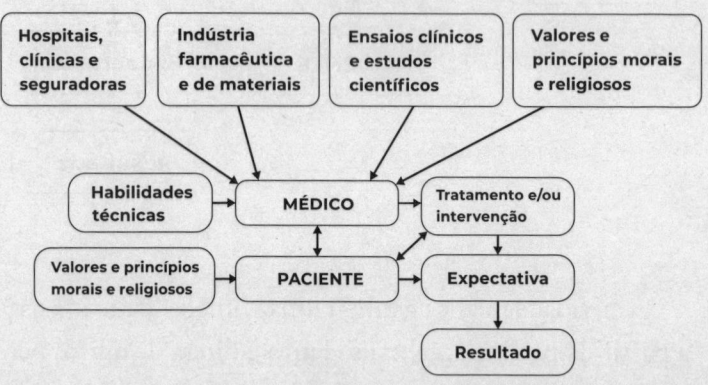

Como em qualquer relação entre indivíduos, a expectativa é um elemento crucial que antecede o fenômeno do resultado. Como a medicina lida com a improbabilidade, a expectativa nesse cenário tende a ser mais subjetiva, oferecendo sempre cenários de possibilidades de resultado. O conceito hipocrático de *primo non nocere* ("primeiro não causar dano") permeia quase todo conceito de ética médica, mas talvez limite a ação ao binômio médico-paciente. E o que se encontra antes? E o que se encontra depois? Debater accountability médica é buscar compreender os complexos fatores que influenciam a decisão médica, é entender e avaliar os princípios morais e religiosos que norteiam a pessoa do paciente e a do médico. É usar toda habilidade e conhecimento médico para obter o melhor resultado possível para o paciente, não só no sentido de não lhe causar mal, mas também com o propósito de respeito, com o aguçado senso de responsabilidade pessoal. Diferentemente do sentido que a accountability tem nos processos políticos, administrativos e sociais, em que existe o senso de benefício coletivo, a accountability médica deve ser um fenômeno de caráter individual, diferentemente de quando pensamos no sentido de saúde coletiva na perspectiva epidemiológica e social. Nos próximos capítulos tentaremos abordar o conceito de accountability aplicado à prática médica.

LIBERDADE

É de compreensão geral que a presença do senso estrito de liberdade encontra-se plenamente associada à responsabilidade. Aliás, a dureza da responsabilidade é um dos fatores pelos quais algumas pessoas rejeitam o sabor da liberdade. Ao considerarmos o sentido estrito de accountability como responsabilidade pessoal, inferimos que necessariamente essa responsabilidade deve ser precedida pela presença inequívoca de liberdade.

A atividade médica, como vimos anteriormente, é caracterizada pelo envolvimento de diversos fatores e personagens, guardando íntima relação com o médico desde sua formação técnica até a decisão terapêutica perante seu paciente. A ausência de liberdade e transparência nessas relações poderia interferir nas ações do profissional? Sob o ponto de vista legal e processual, a responsabilidade civil do médico não pode ser questionada, uma vez que se subentende que o médico possui discernimento para fazer suas escolhas. No entanto, a responsabilidade pessoal por um melhor resultado, que efetivamente caracteriza a accountability, poderia estar prejudicada na ausência de uma liberdade precedente.

A falta de liberdade pode ser traduzida de diversas maneiras e não necessariamente estaria atrelada ao aprisionamento ou cerceamento de alternativas. As prisões mais eficientes não precisam de muros ou celas; elas se baseiam em dependências emocionais, financeiras e psicológicas. São forjadas em meticulosas recompensas, em generosas promessas e em falsas perspectivas que podem dificultar a visão realística do médico, ocasionando um viés de análise que pode interferir no processo decisório. Não é incomum que o médico, a despeito de claramente estar refém de um sistema, acredite piamente estar agindo com plena liberdade. O médico que é obrigado a usar um equipamento inapropriado por determinação gerencial está sendo privado de sua liberdade de escolha. Por sua vez, gerenciar as escolhas individuais dos médicos (equipamentos, medicamentos e insumos) é uma logística difícil de ser efetuada por hospitais ou ambulatórios.

Outro fator que pode gerar confusão é a diferença entre a responsabilidade civil e a accountability. Uma vez que o médico se sinta civilmente responsável, já que não se pode alegar desconhecimento das leis, e é plausível acreditar que essa responsabilidade também seja estendida à accountability, no entanto, nem sempre isso é verdadeiro. Enquanto a preocupação civil e criminal se direciona a não cometer ilícitos, a accountability se estende a fazer o melhor, da melhor forma, para obter o melhor resultado possível. No primeiro cenário, o médico se encontra limitado a agir dentro do código de ética, nos limites impostos pelas recompensas. No segundo cenário, além da preocupação ética, o médico estende os limites para a busca de melhores resultados.

A liberdade permeia todas as relações do indivíduo e se situa em diferentes níveis, sendo um dos fatores mais importantes para a construção de uma atividade médica accountable. Ao abordarmos as diversas relações do médico em sua atividade profissional, estaremos sempre retomando o frágil conceito de liberdade e sua importância para a atividade médica. Ser livre para efetuar escolhas e estar incondicionalmente preso às consequências destas: esse é o princípio essencial da responsabilidade.

A liberdade possui uma associação muito forte com o senso de responsabilidade, como já foi descrito, mas é importante também buscar na liberdade uma referência para a existência e a consolidação das virtudes. Ao dissertar sobre as virtudes morais, São Tomás de Aquino esclarece que virtudes são atitudes, não meros conceitos ou hábitos. E, por serem atos, as virtudes se consolidam através da liberdade de que dispomos em fazer escolhas. Dessa forma, a liberdade precede o que São Tomás de Aquino elenca como virtudes cardeais: a justiça, a temperança, a prudência e a fortaleza.

> Não é verdadeira prudência a que não é justa, temperante e forte; nem é perfeita a temperança que não é forte, justa e prudente; nem é íntegra a fortaleza que não é prudente, temperante e justa; nem verdadeira a justiça que não é prudente, forte e temperante.[6]

ÉTICA

O conceito de ética na medicina foi sendo construído e aperfeiçoado ao longo dos séculos, mas a essência de seu princípio permanece muito atrelada às raízes de uma ciência inexata, de uma verdadeira arte que lida com incertezas e variáveis biológicas. Dessa forma, a ética médica se concentra em conter possíveis e eventuais violações, em combater ações negligentes, em evitar condutas de imperícia e imprudência. Nesse sentido, o padrão ético necessariamente não pode ser confundido com um padrão accountable. Mais do que isso, é plenamente possível imaginar que um médico possa agir de forma ética e, no entanto, ter uma atitude completamente unaccountable.

Quando um médico solicita um exame desnecessário ou prescreve uma medicação de ação neutra, sua atitude não fere nenhum princípio ético, porém essa mesma atitude não pode ser enquadrada como accountable. Certamente existem exemplos mais complexos, mas a ideia é representar como essa diferença pode estar presente em pequenas ações aparentemente inocentes.

Antes de perguntarmos por que e como buscar accountability médica, é imprescindível responder se os princípios éticos já existentes não seriam suficientes. Afinal de contas, vivemos séculos praticando uma medicina eficiente, amplamente aceita e estimada, sem o peso claro da accountability. O que aconteceu ao longo do tempo para que a responsabilidade pessoal do médico passasse a ser questionada? Mudanças ocorreram desde a relação do médico com o paciente, do médico com as estruturas de saúde e do próprio paciente, que, tendo acesso a uma informação específica, torna-se um agente importante e ativo no processo decisório sobre sua saúde e bem-estar.

A atividade médica tornou-se extremamente complexa quando a relação pessoal do médico com seu paciente passou a envolver outros personagens vinculados ao sistema de saúde. Ao longo dos anos o médico foi dividindo o protagonismo de sua assistência com os grupos hospitalares, com as seguradoras de saúde, com a indústria farmacêutica e até com os sistemas públicos de saúde, que muitas vezes possuem interesses que refletem uma política de saúde coletiva para questões que são individuais.

Cabe ressaltar que a ideia de uma medicina accountable não remonta ao resgate da prática médica do século passado, com os profissionais médicos e suas maletas visitando os doentes em suas casas e nos hospitais, cobrando seus honorários diretamente dos seus pacientes e mantendo laços puramente formais com hospitais e farmácias. O custo da medicina e seu grau de complexidade tornaram necessária a criação de um sistema que pudesse ser sustentável financeiramente. É louvável o aparecimento e crescimento das estruturas hospitalares públicas e privadas, a criação do Sistema Único de Saúde (SUS) no Brasil nos moldes do National Health Service (NHI) britânico, a entrada das seguradoras de saúde no mercado e a expansão das pesquisas pela indústria farmacêutica.

O aprimoramento dos sistemas de saúde pública e privada demanda investimentos e constante pesquisa, mas é igualmente importante que essas estreitas relações profissionais e comerciais tenham uma transparência inquestionável. A ausência de um sistema pautado em ética e eficiência eleva os custos da medicina, prejudica resultados gerais e individuais e gera uma insegurança coletiva, que, por sua vez, retroalimenta o custo da medicina.

HONESTIDADE

Dados da Justiça brasileira mostram que, entre ações federais e estaduais, o número de processos contra médicos excede 570 mil em dados de fevereiro de 2024, ou seja, mais de um processo para cada médico em atividade no país. Em números absolutos já superamos os Estados Unidos! Esse incremento considerável de processos judiciais merece uma análise crítica séria para entendermos os fatores associados. Existe de fato um aumento dos casos de negligência, imperícia e imprudência? As cortes judiciais tornaram-se mais ativistas? Que outros interesses podem estar envolvidos? Existem outros fatores que possam estar associados ao aumento do número de processos?

Dados do Conselho Federal de Medicina (CFM) mostram que o incremento de processos éticos instaurados nos últimos anos foi superior ao número de médicos acrescidos ao sistema de saúde. Dessa forma, podemos concluir sem dúvidas que existe de fato um aumento dos processos ético-profissionais. Vale lembrar ainda que esses dados do CFM dizem respeito aos processos que subiram das instâncias estaduais mediante recursos, ou seja, o número real de processos no âmbito estadual é potencialmente maior.

A noção exata da magnitude dos processos contra médicos na esfera cível e criminal é ainda desconhecida, pois, além da dificuldade de mapear um país de dimensões continentais como o Brasil, as cortes judiciais estaduais possuem funcionamento diverso, muitos processos seguem em segredo de justiça e outros processos podem ainda ter duplicidade. No entanto, a percepção é que as demandas judiciais por erro médico cresceram muito nos últimos anos. Um estudo de Maria Célia Delduque e colaboradores[7] publicado em 2022 evidencia um crescimento exponencial do número de processos por erro médico no Tribunal de Justiça do Distrito Federal (TJDF) a partir de 2008.

As evidências são inequívocas quanto ao aumento de processos éticos e criminais associados à atividade médica, mas ainda precisamos ir mais fundo nas questões que envolvem os interesses associados a isso e aos fatores que possam estar relacionados às causas desse incremento.

Uma plausibilidade muito interessante é o interesse de duas atividades paralelas à atividade médica que se mostram muito evidentes e atraentes nos Estados Unidos; o interesse dos escritórios de advocacia e das seguradoras. Existe um senso comum de descrédito da Justiça no Brasil. Pesquisa publicada no site da Ordem dos Advogados do Brasil (OAB) em 2003 mostrava uma credibilidade de apenas 39% da Justiça brasileira e de 37% do Ministério Público. Dez anos depois, já em 2023, pesquisa da Genial/Quaest mostra aprovação de apenas 17% do Supremo Tribunal Federal (STF), maior instância jurídica do país. É importante salientar que a percepção nessas pesquisas tem como base a parcialidade no processo decisório.

Escritórios de advocacia e seguradoras enxergam os processos médicos com grande potencial para o incremento de suas atividades. Seja através da assessoria jurídica das demandas judiciais, tanto na apresentação de denúncias como na defesa dos médicos, no caso dos escritórios de advocacia, seja na venda de seguros de atividade médica, no caso das seguradoras. Para se ter uma ideia da magnitude desse cenário, uma publicação da Health Affairs em 2010 calculou um custo de 55 bilhões de dólares de pagamentos por processos médicos. Isso representa cerca de 2,4% do custo do maior sistema de saúde do planeta.

Entretanto, a intenção não é apenas compreender o funcionamento do mercado, dos interesses paralelos e do papel da Justiça nesse cenário. Nosso objetivo é compreender e buscar meios para evitar que demandas relacionadas à relação médico-paciente se tornem denúncias ou processos. Em uma publicação de 1985 no *Journal of the Royal College of Physisions of London*,[8] Sir Douglas Black relata discussões importantes sobre assuntos controversos em medicina. Já naquela época se falava sobre accountability médica! Uma das melhores contribuições foi a do Dr. Peter Reynell, que sumariza a relação médico-paciente: "O que queremos ver entre paciente e médico é um sistema de confiança, não um conjunto de regras" (tradução livre).

Confiança! É provável que a perda ou falta de confiança seja a principal (e talvez única) causa do excesso de processos médicos na atualidade. E também é indubitável que isso esteja se refletindo diretamente na atividade médica e nos resultados inerentes. A falta mútua de confiança gera diretamente uma prática defensiva da medicina, que, por sua vez, aumenta a recomendação de exames e tratamentos, onerando de modo insustentável o sistema de saúde.

Stephen R. Covey esclarece, em seu livro *A velocidade da confiança*,[9] a importância da confiança nos relacionamentos. A relação médico-paciente não é uma mera relação que envolve um serviço técnico, mas uma íntima relação que deve ser embasada em transparência, respeito, responsabilidade, escuta e compromisso. A prática constante e cuidadosa dos eixos principais dessa relação pode ser a garantia de que as demandas que possam gerar dúvidas ou insatisfações serão resolvidas na base dessa confiança.

COMUNICAÇÃO

A habilidade de se comunicar geralmente não é um aprendizado muito valorizado no ensino médico. Apesar de ser uma atividade em que o poder de comunicação é essencial para o exercício profissional, essa habilidade se torna secundária na maioria das escolas médicas, sendo enfatizado mais o conteúdo da informação do que necessariamente a maneira de se comunicar. Uma avaliação do Royal College of Physicians, de Londres, observou que, no processo de conciliação entre o médico consultor e o paciente queixoso, a falta de comunicação esteve presente em metade dos casos. O mais interessante é que a falta de comunicação se deve especialmente à forma de se comunicar, mostrando o quão importante é o exercício da empatia e do respeito durante o atendimento médico.

Apesar de muitas faculdades de Medicina estarem preocupadas com o aspecto de comunicação, inclusive disponibilizando o tema dentro do próprio currículo, é preciso compreender que a habilidade de comunicação não se resume a empatia e respeito. A comunicação requer as capacidades de escuta, interpretação, síntese e verbalização. A anamnese, ferramenta indispensável do exame clínico, é a porta de entrada da comunicação e não se resume a uma coleta de dados, que teoricamente poderia ser efetuada mediante um questionário prévio.

A arte de se comunicar tem início no processo de escuta! E escutar não é ouvir apenas. A escuta envolve atenção, gestos e uma firme demonstração de interesse pelo assunto. A escuta atenta chancela a confiança. A interpretação no processo de comunicação é uma habilidade única que deve ser exaustivamente treinada, pois sua dinâmica é imediata e requer um conhecimento básico muito sólido. Durante o processo de interpretação, as informações são adequadamente absorvidas e selecionadas para a próxima fase, a síntese. Todas as fases do processo de comunicação durante a atividade médica são importantes, mas a capacidade de síntese é realmente crucial.

A síntese é, no jargão popular da literatura, a edição do material que foi colhido durante a escuta do paciente. É o que efetivamente colocamos no prontuário médico. A síntese apropriada é aquela que pode ser lida por outra pessoa que não participou do processo de escuta, e, mesmo assim, ela consegue entender e prosseguir no raciocínio. Sem dúvidas é a ferramenta mais difícil do processo de comunicação, pois requer outras habilidades mais elaboradas, como conhecimento gramatical, lógica, senso temporal e tirocínio. Uma vez elaborada a síntese, a capacidade de verbalizar e transmitir as informações é uma outra etapa extremamente importante. Essa verbalização consiste em transformar toda informação em um conteúdo que esteja adaptado para a devida compreensão do outro. Termos médicos podem ser interessantes, mas é o grau de compreensão do paciente que vai garantir que a informação foi devidamente absorvida. Por isso é importante estabelecer a certeza de que a informação foi devidamente compreendida.

Tão importante quanto registrar a devida compreensão da informação, a forma como esse conteúdo é transmitido requer pleno cuidado. É exatamente durante o processo de verbalização que as virtudes de empatia e respeito se mostram mais importantes. Estar diante de um ser humano e agir com frieza e pragmatismo, mesmo que estejamos municiados do melhor conhecimento, pode dificultar o processo de absorção da informação. É preciso compreender que cada indivíduo possui uma personalidade única e não existe uma maneira apenas de demonstrar empatia e respeito. Um profissional pode ser estritamente formal e ao mesmo tempo empático, desde que os critérios de confiança e respeito estejam bem estabelecidos. Da mesma forma, alguém carismático que não tenha estabelecido o elo de confiança pode transmitir uma falsa empatia e respeito. A Figura 3 busca sintetizar o processo de comunicação na relação médico-paciente.

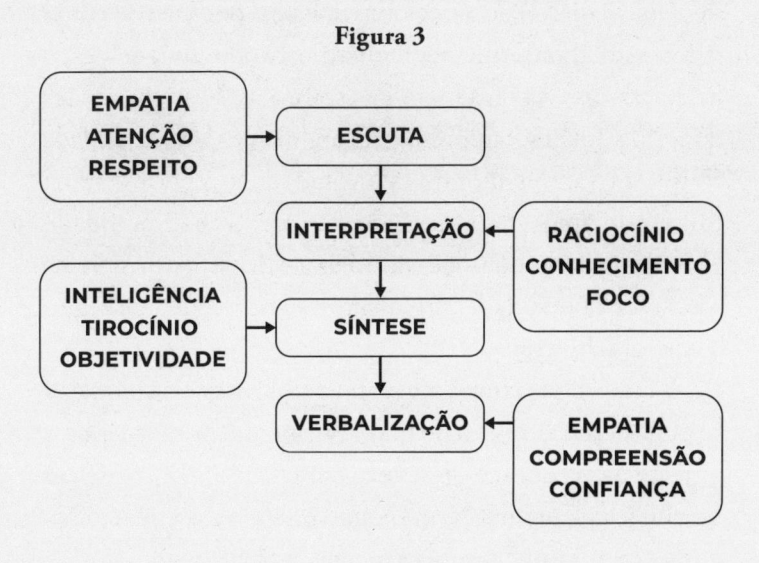

Figura 3

```
┌──────────────┐
│   EMPATIA    │
│   ATENÇÃO    │──→  ESCUTA
│   RESPEITO   │        │
└──────────────┘        ↓
                  INTERPRETAÇÃO  ←──  ┌──────────────┐
                        │             │  RACIOCÍNIO  │
┌──────────────┐        ↓             │ CONHECIMENTO │
│ INTELIGÊNCIA │                      │     FOCO     │
│  TIROCÍNIO   │──→   SÍNTESE         └──────────────┘
│ OBJETIVIDADE │        │
└──────────────┘        ↓
                  VERBALIZAÇÃO  ←──   ┌──────────────┐
                                      │   EMPATIA    │
                                      │ COMPREENSÃO  │
                                      │  CONFIANÇA   │
                                      └──────────────┘
```

TRABALHO

O serviço de saúde pública no Brasil representa uma imensa parcela dos atendimentos médicos. Pensar na saúde como um bem público de responsabilidade governamental foi o princípio que norteou a Constituição Federal de 1988 do Brasil, mas esse princípio já existia no mundo desde o final da Segunda Grande Guerra no Reino Unido. No entanto, a universalização da saúde não definiu nem garantiu a accountability. Seja no Reino Unido, no Canadá ou no Brasil, a saúde pública não se torna accountable por determinação do governo.

Cabe salientar que medidas governamentais podem intervir na accountability na educação médica e no aspecto social, pois essas medidas não requerem mudanças pessoais ou intervenções individuais, mas medidas administrativas e comportamentais, que, por sua vez, são mais fáceis de serem implementadas. A accountability médica, por sua vez, como já foi visto anteriormente, requer postura individual, escolhas pessoais e valores morais e espirituais. Existem valores que não podem ser impostos culturalmente. Uma sociedade frágil em valores morais estará fadada a repetir e transmitir princípios de iniquidade, corrupção e imoralidade. Uma sociedade que não valoriza a ética e os princípios morais de honestidade certamente não conseguirá perseguir a accountability.

É importante também resgatar a ideia básica que norteou o SUS desde o seu princípio. Em nenhum momento o aspecto da accountability esteve presente no modelo de saúde pública planejado. Nem mesmo quando a accountability começou a ganhar importância dentro dos modelos de governança, o sistema de saúde pública no Brasil buscou incorporar esses princípios. A ideia inicial do final dos anos 1980 permanece sólida e incontestável, mesmo diante de resultados questionáveis em algumas áreas.

Em 1997, antes de o SUS completar 10 anos, o Banco Mundial chamava a atenção em seu relatório:

> Não está claro, por exemplo, se a construção de clínicas e postos de saúde na estratégia da década de 1980 e início de 1990 para melhorar a eficácia do sistema vai significar uma melhora do acesso.

Esse foco na assistência primária gerou a desconstrução do chamado modelo hospitalocêntrico. Leitos hospitalares foram extintos e um investimento maciço em unidades de saúde básica e postos de saúde da família consumiu um oceano de dinheiro público. A despeito dos resultados favoráveis de cobertura vacinal e redução da mortalidade infantil, a cobertura da assistência médica secundária e terciária permaneceu com sérios gargalos de acesso. O relatório do Banco Mundial publicado em 2017, *Um ajuste justo*,[10] fez uma análise da eficiência e equidade do gasto público no Brasil e sintetizou:

1. **Ineficiência e desperdício**: o desperdício do dinheiro público se concentra em uma gama imensa de fatores, desde a compra inadequada de insumos e produtos até o gasto excessivo com práticas reconhecidamente nulas em desfechos importantes como morbimortalidade. Os níveis de desempenho das forças de trabalho são baixos

e existe um elevado uso de recursos humanos em detrimento dos recursos técnicos. Pagam-se preços elevados em insumos por conta de prática deficiente de aquisição.
2. **Baixa qualificação**: por exemplo, o controle pré-natal eficiente não chega a 50% nas grandes cidades; o controle adequado do diabetes na rede pública é de 26%, o de hipertensão arterial não chega a 40%; o tempo de espera para consulta com especialista é de oito meses. Tudo isso decorrente da falta de coordenação e continuidade do tratamento, agregado ao descumprimento usual das diretrizes e práticas de prescrição e dispensação de medicamentos.
3. **Corrupção e elevada carga tributária**: a carga tributária média de produtos médicos, insumos e medicações varia entre 34% e 40%. A tributação excessiva age como freio nos investimentos de tecnologia e inovação. Perdemos a oportunidade de desenvolver patentes por falta de incentivo, sofremos imensamente na importação de tecnologia por um sistema burocratizado e ineficiente e ainda somos sobretaxados no quesito de inovação. A falta de transparência e rigor no cumprimento de contratos tornam a corrupção e a fraude mecanismos comuns na liberação de verbas.

O SUS é um importante e necessário elemento dentro da estrutura de atenção médica no país, mas é importante pensar nesse modelo de forma mais eficiente, qualificada, com melhor distribuição e administração e, principalmente, com uma estrutura que valorize e persiga a accountability médica.

Nem sempre a presença de resultados numéricos positivos, como a cobertura de atenção primária e vacinação, podem ser representativos de resultados positivos em desfechos, como redução de mortalidade geral e específica, redução de custos e maior eficiência de tempo e resolutividade. Da mesma forma, é preciso pensar o movimento da accountability no serviço público como uma busca de resultados. Um aperfeiçoamento do modelo que consiga destravar o sistema, que consiga atender e resolver a maior parcela dos problemas com relativa celeridade. O pensamento accountable não pode estar restrito aos cenários da medicina privada, ele deve ser institucionalizado especialmente no serviço público, onde seu impacto será possivelmente maior e mais sentido.

PARTE 2

O PROCESSO DE DECISÃO

Influência e importância de valores na árvore de decisão.

GRUPOS HOSPITALARES

Dr. Marcos é o melhor neurocirurgião do Estado. Seus excelentes resultados são reconhecidos por todo o país, tanto pelos seus pacientes como pelos seus colegas. A senhora Suzany foi diagnosticada recentemente com um tumor cerebral. Sabendo da competência de Dr. Marcos, Suzany foi minuciosamente avaliada e considerada viável para um procedimento cirúrgico com razoável probabilidade de cura. Já tendo acertado previamente os honorários médicos de Dr. Marcos e sua equipe, a senhora Suzany buscou sua seguradora de saúde para a liberação do procedimento.

A seguradora de saúde autorizou o procedimento no hospital de sua rede. Dr. Marcos solicitou o material que tem o costume de usar há vários anos; no entanto, o hospital informou Dr. Marcos de que eles não trabalhavam com aquela referida marca escolhida por ele, oferecendo outras opções disponíveis no mercado. Dr. Marcos elaborou um novo relatório justificando a necessidade do referido material. O documento explicava a qualidade do material pela sua resistência e precisão, além de informar que seus excelentes resultados cirúrgicos também estavam relacionados à qualidade do material cirúrgico.

Após algumas semanas de troca de relatórios e justificativas, a senhora Suzany foi aconselhada a ser operada em outro hospital e solicitar o reembolso da seguradora. No entanto, vendo que o reembolso não cobriria sequer metade do dinheiro gasto e vendo o tempo passar, a senhora Suzany optou por consultar um outro neurocirurgião da rede hospitalar de sua seguradora. A cirurgia foi marcada com rapidez e a senhora Suzany ainda se encontra internada no referido hospital.

***

Nas últimas décadas foi possível observar no Brasil o que se convencionou chamar de "verticalização" do serviço médico suplementar. O século XX, especialmente em sua segunda metade, vislumbrou o nascimento e crescimento de vários hospitais privados e ligados a organizações beneficentes. Hospitais privados e administrados por essas organizações foram responsáveis por uma série de avanços tecnológicos indisponíveis para as estruturas hospitalares públicas deficitárias. Concentrados nas maiores cidades do país e em algumas capitais de estados, esses hospitais eram responsáveis pelo atendimento de parte da população que dispunha de assistência suplementar.

Alguns grupos se tornaram verdadeiras potências na área assistencial, ampliando sua rede de atendimentos com várias unidades distribuídas nas cidades e várias perspectivas de ampliação para outros estados. Unidades menores terminaram sendo adquiridas por administradores e passaram a funcionar como "redes hospitalares". Enquanto este livro está sendo escrito, a realidade do sistema de assistência terciária no Brasil consiste em hospitais públicos, alguns poucos com excelência de atendimento, que não conseguem atender à demanda total da população brasileira, e hospitais privados vinculados a redes ou organizações com alto padrão de assistência e outros com padrões inferiores.

A organização do sistema de saúde dificulta a autonomia do médico e a livre escolha do paciente. Seja na rede pública, onde o paciente está sujeito aos procedimentos e protocolos do sistema público, seja nas redes credenciadas, onde o paciente deve se submeter às escolhas dos grupos hospitalares, a grande maioria dos usuários do sistema de saúde possui dificuldade em lidar com opções. Da mesma forma, o médico geralmente se encontra vinculado ao sistema e suas limitações. Uma pequena parcela da população e dos médicos consegue fugir do engessamento proporcionado pelos grupos hospitalares. Seja através de contratos mais caros que proporcionam livre escolha, de planos corporativos para executivos ou funcionários públicos do alto escalão, uma pequeníssima fração da população não está sujeita aos rigores contratuais.

A interferência direta desse sistema na relação médico-paciente não se traduz numa infração ética, mas sua ocorrência pode ser um fator de unaccountability, uma vez que o paciente pode estar sendo privado de uma assistência mais eficiente. Mais uma vez, aqui o que importa realmente é o cumprimento do rigor ético de não causar dano.

Como no exemplo descrito, a senhora Suzany teve seu atendimento adequadamente efetuado, sendo cuidada por um profissional habilitado e com todos os pré-requisitos necessários para sua cirurgia. A impossibilidade de ser operada pelo seu médico de preferência por uma questão protocolar pode não fazer grande diferença, diriam possivelmente os que acreditam piamente apenas em intenções. Mas para a senhora Suzany e seus familiares era tremendamente importante que a cirurgia fosse conduzida pelo Dr. Marcos. Pensando no fator accountable, o atendimento proporcionado pela rede hospitalar deixou a desejar. A falta de flexibilidade dos grupos hospitalares, como um mecanismo de redução de custos para manter a compra dos insumos centralizada, é a garantia de uma melhor negociação no fornecimento. Ao viabilizar economicamente os custos operacionais, o último fator a ser considerado foi a expectativa da senhora Suzany. É cada vez maior o peso que as redes hospitalares exercem sobre o sistema de saúde suplementar.

PRATICANDO ACCOUNTABILITY

O sistema público de saúde possui uma restrição financeira que não permite ao seu usuário uma maior flexibilidade nas opções de diagnóstico e tratamento. No entanto, existem meios de o sistema público se tornar mais accountable! Apesar de uma cobertura quase total da rede de atendimento básica, a oferta de assistência secundária e terciária é limitada. Em parte, por falta de oferta, uma vez que o modelo hospitalocêntrico foi negligenciado em virtude de uma estratégia governamental, em parte também por um sistema complexo e burocrático que torna o atendimento menos eficiente.

Os gargalos criados pela pouca eficiência do sistema burocrático poderiam ser minimizados através de medidas operacionais relativamente simples. Facilitar o acesso do usuário, já devidamente identificado, diretamente ao hospital de referência, sem a necessidade de regulações e encaminhamentos, já evitaria a dolorosa etapa de submeter o usuário a repetições de exames, novos relatórios e mais burocracia. Se o caso referido anteriormente ocorresse no sistema público de saúde, seria possível estimar que haveria uma demora excessiva entre a ocorrência de sintomas até o diagnóstico e o tratamento. A busca de um modelo accountable no serviço público envolve otimização de recursos, redução de ineficiências e combate à corrupção.

O sistema de saúde suplementar necessita igualmente de eficiência e controle de custos, uma vez que se trata de um negócio que precisa gerar lucro para seus investidores. Para conciliar os interesses dos grupos hospitalares, dos médicos e de seus usuários, é imprescindível que as regras sejam flexibilizadas. Imaginar que as redes hospitalares possam atuar sem limites ou que os usuários possam exigir absolutamente tudo é aguardar a eclosão do caos. O excesso de regulação blinda o sistema e dificulta soluções parciais. A falta de regulação, por sua vez, inviabiliza qualquer atividade nesse setor. Daí a importância da flexibilização do sistema.

Quando um sistema de saúde, seja público ou privado, encontra-se moldado exclusivamente para o atendimento e a resolução global, os problemas individuais ficam em segundo plano. As redes hospitalares deveriam modelar seu sistema para ser capaz de atender e superar as expectativas de seus usuários. Médicos e pacientes se sentiriam mais confortáveis e seguros em unidades que enxergassem essas necessidades de forma individualizada. Isso tem um custo? Óbvio! Flexibilize o sistema!

SEGURADORAS

Maria encontra-se no quarto mês de gestação de seu primeiro filho. Após realizar um exame morfológico de rotina, Maria foi informada de que seu filho era portador de uma cardiopatia complexa e que possivelmente necessitaria de uma cirurgia logo após o nascimento. Com a confirmação do diagnóstico por outro profissional, Maria começou a buscar as opções para oferecer um atendimento adequado a seu filho.

Sabendo que seria necessário o acompanhamento de uma equipe obstétrica e outra equipe de cirurgia cardíaca, Maria consultou sua seguradora a fim de saber onde poderia ser assistida. Como não havia um hospital disponível com esses requisitos em sua cidade natal, ela se programou para viajar no oitavo mês. Entretanto, a seguradora informou que o parto deveria ser feito em um hospital de sua cidade e a criança seria encaminhada para outro hospital assim que nascesse.

Diante do risco real de algo dar errado e municiada de um relatório detalhado, Maria ingressou na Justiça a fim de obter autorização para viajar até outra cidade que disponibilizasse o suporte adequado para a mãe e o filho. Depois de algumas audiências e troca de relatórios, o juiz deu uma liminar para que Maria viajasse até outra cidade onde pudesse ter o atendimento adequado. Assim que a criança nasceu, precisou ser submetida a um procedimento cirúrgico complexo, permanecendo internada por um longo período em recuperação.

***

A contratação de seguro-saúde pode não ser a carteira mais vantajosa para um banco, mas certamente não pode ser considerada uma carteira deficitária, senão ninguém iria se dispor a bancar esses contratos. As seguradoras lidam com uma necessidade potencialmente ilimitada e, por sua vez, com recursos limitados. Para fechar essa conta sem prejuízo, as seguradoras possuem apólices com uma série de garantias que viabilizam blindar sua saúde financeira. De forma semelhante, planos de saúde e redes hospitalares com serviços próprios também podem ser beneficiados.

A autonomia e as medidas protetivas das seguradoras e fornecedoras de serviço de saúde permitem reajustes substanciais, coberturas limitadas e rede de atendimento concentrada. Uma das perspectivas da Agência Nacional de Saúde Suplementar (ANS) é evitar que o sistema suplementar entre em colapso, prejudicando milhões de usuários e sobrecarregando ainda mais o combalido sistema de saúde pública.

A necessidade de contenção de despesas proporciona aos agentes da saúde suplementar usar todos os artifícios para reduzir ao máximo o custo operacional. Compreendendo que nem todo mundo se propõe a recorrer judicialmente, e considerando que alguns recursos judiciais não são aceitos, as seguradoras devem entender que os recursos perdidos são plenamente compensados pelos recursos ganhos e, mais ainda, os inúmeros recursos que não chegaram a ocorrer.

Maria poderia ter aceitado a proposta de ter o parto de seu filho em sua cidade e correr o risco. A judicialização terminou sendo o recurso utilizado para garantir o atendimento, mas tudo isso tem uma geração imensa de custos.

Talvez para a seguradora esse custo valha a pena quando se pensa exclusivamente na questão financeira, mas existe um custo não pecuniário que envolve desgaste da imagem e perda de credibilidade. Esses custos geralmente não são mensurados na prestação de contas aos acionistas, mas certamente refletem o desempenho da empresa.

PRATICANDO ACCOUNTABILITY

Mais uma vez aqui a flexibilização seria o primeiro passo para a accountability. Geralmente as seguradoras enxergam os usuários como números em um sistema e não como indivíduos com suas necessidades específicas. Dessa forma, os seguros são projetados para classes de acordo com o perfil do usuário. Seguros mais caros incluem livre escolha, acesso aos melhores hospitais, recursos e insumos. Seguros mais simples implicam em mais restrições e recursos limitados. Essa lógica operacional é importante para manter o sistema viável, mas será que poderia existir um meio-termo?

O Brasil é o país onde existe maior uso da justiça para a resolução de discussões. Várias situações que poderiam ser passíveis de um acordo terminam na esfera judicial, por dois fatores importantes. Um país onde apenas 11% das pessoas dizem confiar no outro inviabiliza completamente a possibilidade de que duas pessoas cheguem a um acordo de modo razoável. A média mundial se situa em torno de 30%. Esse fator também eleva o custo do seguro no Brasil, uma vez que as seguradoras diluem a potencial perda com o total de pagadores.

O outro fator que eleva a judicialização no Brasil é a complexa regulação do sistema de saúde. Começando pela Constituição Federal, que torna um bem individual como a saúde pessoal um direito do cidadão e um dever do Estado. Direitos ilimitados para recursos limitados. Quando partimos para a saúde complementar, usuários e seguradoras possuem uma regulação complexa, muitas vezes incapaz de buscar uma solução sem a necessidade de uma intervenção judicial. Todo o processo se torna lento, burocrático e ineficiente.

Se a seguradora tivesse designado alguém com expertise suficiente para contactar diretamente a senhora Maria e se houvesse um acesso direto e pessoal entre seguradora e usuário, possivelmente a situação teria sido esclarecida e a demanda teria sido atendida sem a necessidade de uma intervenção judicial. A troca constante de relatórios teria sido evitada, assim como o desgaste pessoal da senhora Maria, e a imagem da empresa estaria preservada.

INDÚSTRIA FARMACÊUTICA

Pedro tem 6 meses de idade e sofre de constipação. A sua pediatra prescreveu o uso de óleo mineral para combater os sintomas. Vendido como medicamento inócuo e sem necessidade de bula, o óleo mineral foi usado pelos pais de Pedro de acordo com a prescrição médica.

Após 2 meses, tendo melhorado do quadro de constipação, Pedro desenvolveu um quadro de tosse, falta de ar e leve hipertermia. Um RX do tórax constatou pneumonia bilateral e o leucograma evidenciava uma importante leucocitose. Pedro foi internado com suspeita de pneumonia bacteriana e iniciou o uso de antibióticos. Sem melhora efetiva, e já decorridas três semanas de internação, uma pediatra levantou a possibilidade de pneumonia causada pela aspiração do óleo mineral.

Os pais de Pedro, que coincidentemente eram médicos, resolveram estudar mais profundamente a suspeita de "pneumonia lipoídica" e consideraram fortemente essa possibilidade. Após a realização de biópsia foi possível comprovar o diagnóstico. Imediatamente os pais de Pedro enviaram um alerta para o laboratório fabricante do óleo mineral informando o caso, fornecendo vasta literatura sobre o assunto e solicitando que o laboratório incluísse uma advertência em bula e divulgasse a informação para os pediatras.

A indústria multinacional não respondeu à solicitação dos pais de Pedro. Municiado da vasta literatura e com a informação de que o óleo mineral era vendido em alguns países com a referida advertência, o casal entrou com uma denúncia na Agência Nacional de Vigilância Sanitária (Anvisa) e uma representação no Ministério Público Federal. Após tomar conhecimento do processo, o laboratório procurou os pais de Pedro e reiterou o posicionamento de não efetuar a mudança. Os pais então ingressaram com uma ação de danos contra o laboratório. Após alguns anos o laboratório foi obrigado a efetuar a confecção de uma bula informando o risco de pneumonia lipoídica, além de ser obrigado a ressarcir os danos provocados em Pedro e sua família.

***

O papel da indústria farmacêutica nos avanços da medicina é inquestionável e não pode ser banalizado ou generalizado por condutas pontuais. A pesquisa científica e seus avanços nas mais diversas áreas da medicina são responsáveis por milhares de vidas salvas e por milhares de benefícios na qualidade de vida. É imprescindível que esse segmento da indústria continue avançando em pesquisas. É imprescindível que, como qualquer segmento em que existe investimento financeiro, a indústria farmacêutica obtenha o lucro justo por esses investimentos em pesquisa. Todo e qualquer médico que tenha atuação na área de pesquisa clínica ou na área assistencial deveria ter essa concepção em mente.

No entanto, a história tem demonstrado que alguns laboratórios, em algumas circunstâncias, agiram de maneira unccountable, seja através da minimização de efeitos colaterais, seja pela exacerbação de benefícios pífios ou inexistentes. Assim como no exemplo exposto, o laboratório não apenas omitiu um dano colateral do usuário com a falta da informação em bula, mas também omitiu essas informações aos médicos prescritores. Ou seja, o comportamento unaccountable não se restringiu apenas à relação do laboratório com o usuário, mas também do laboratório com o médico.

Peter Gøtzsche, em seu livro *Medicamentos mortais e crime organizado*,[11] faz uma varredura no universo que envolve o desenvolvimento de moléculas, marketing, cooptação de formadores de opinião, manipulação de pesquisas e distribuição de dividendos para acionistas. Muitos fatos relatados no livro resultaram em vultosas multas aplicadas à indústria farmacêutica. Deixando um pouco de lado o título sensacionalista do livro, sua leitura vale a reflexão sobre o modo como a indústria pode influenciar diretamente na relação médico-paciente. Entre os diversos interesses e valores que permeiam a atividade médica, o peso da indústria farmacêutica certamente é um dos mais importantes.

O poder que a indústria possui em viabilizar o comércio de seus produtos tem início a partir do momento em que essas permissões passam por agências reguladoras. Todo esse processo burocrático pode ser burlado de diversas formas, seja através de informações falsas produzidas pela indústria, manipulação de dados de pesquisa, intervenção de funcionários, legislação conivente e até corrupção ativa. Ressalto que, na minha opinião, não é esse o padrão dominante, mas seria muita ingenuidade pensar que isso não existe.

Uma vez estabelecida a legitimidade através da aprovação da molécula pelos órgãos competentes, a massificação do produto com a propaganda direta dos representantes de laboratórios é o próximo passo. O cumprimento de regras de compliance por parte das empresas, especialmente nas duas últimas décadas, já ajudou muito no sentido de evitar um assédio significativo. Essa regulação permite que a indústria farmacêutica ajude na promoção de eventos científicos desde que sejam obedecidas regras de conduta. O médico está autorizado a receber do laboratório benefícios diretos de qualquer tipo apenas se tiverem um cunho científico, seja através de viagens, encontros, jantares ou congressos.

A divulgação e promoção de medicamentos ou moléculas com potencial lesivo no mercado é cada vez mais difícil. Além do aprimoramento da fiscalização e da facilidade de acesso aos dados científicos, o rigor jurídico e suas punições têm dificultado a ocorrência de erros da indústria. Entretanto, surgiu nas últimas décadas um modelo unaccountable cada vez mais comum: a prescrição e promoção de medicações com efeito neutro. São substâncias vendidas e comercializadas como "suplementos", com supostos efeitos benéficos terapêuticos, de longevidade ou qualidade de vida. Diferentemente das moléculas dos medicamentos tradicionais, essas substâncias fogem do rigor das agências regulatórias.

Com o pressuposto de serem classificadas como suplementação, reposição fisiológica e outras nomenclaturas comercialmente atrativas, essas substâncias ganham o mercado facilmente, sem o ônus de uma comprovação científica robusta, sem a necessidade de prescrição médica e com um forte apelo comercial. É preocupante como o uso quase completamente livre de vitaminas, hormônios, neuromoduladores, suplementos e outras substâncias tomou conta do comércio de medicamentos. Muitas substâncias são prescritas pelos próprios médicos mediante uma massificação agressiva, o que leva à percepção da população geral de uma substância segura e eficiente.

O que presumivelmente não causa mal pode ser considerado bom? Aqui está o tênue limite entre o que pode ser considerado ético, sob o ponto de vista do Código de Ética Médica, e o que seria accountable, sob a ótica precisa de responsabilidade, compromisso, expectativa e resultado positivos. Qual é a garantia de que essas substâncias são efetivamente seguras? Qual é a garantia de seu uso nas dosagens presumivelmente seguras? A solução seria regular todo o sistema? Quem arcaria com esse custo?

PRATICANDO ACCOUNTABILITY

Um dos movimentos de promoção de accountability no âmbito da indústria farmacêutica foi a criação de agências reguladoras independentes. Desvinculadas das agências governamentais, muitas vezes sujeitas e propensas ao assédio mais fácil por conta de seu poder oficial, as agências independentes possuem uma administração própria. A adoção voluntária dos laboratórios a essas agências seria uma demonstração de compromisso ético, uma vez que essas agências geralmente possuem regras claras de conduta e compliance. Algumas dessas empresas, como a Interfarma, possuem um código de conduta[12] próprio para seus associados.

Outra medida preventiva de accountability seria a responsabilização das agências reguladoras responsáveis. Historicamente as agências são consideradas vítimas no processo, mas eventualmente seus funcionários podem ter sido coniventes ou negligentes com a liberação de medicamentos sem a devida segurança. Um dos casos mais conhecidos foi a epidemia de oxicodona nos Estados Unidos no final do século passado. Essa substância opioide causou a morte de aproximadamente 500 mil norte-americanos em duas décadas e levou seu fabricante à falência e um acordo de 8,0 bilhões de dólares em indenizações. No entanto, a Federal Drug Agency (FDA) e o funcionário responsável por viabilizar a venda da substância permaneceram impunes. Esse fato encontra-se bem descrito no livro *Império da dor*, de Patrick Radden Keefe,[13] e na série de mesmo nome exibida atualmente na Netflix.[14]

Apurar a corresponsabilidade de órgãos oficiais ajudaria a desenvolver a accountability? Não sei se teríamos essa resposta, mas no caso da oxicodona a responsabilização do FDA e seu funcionário aumentaria a pressão sobre a indústria e possivelmente facilitaria o processo investigativo e aceleraria o julgamento.

Um comportamento comum no exemplo relatado e no caso da oxicodona é o desprezo pela informação do usuário. Nas duas situações o laboratório foi previamente informado sobre um efeito colateral de um dos seus produtos. Ao invés de buscar averiguar a denúncia para entender o que estava acontecendo, o laboratório ignorou os usuários e permaneceu silente em relação ao relato dos fatos. Se o laboratório tivesse dado atenção aos pais de Pedro e tivesse cumprido o desejo de alterar a bula do produto, possivelmente nenhuma ação judicial teria acontecido. Se tivesse dado a devida atenção desde o início, possivelmente a medicação nem teria chegado ao mercado. E se, depois disso, o laboratório estivesse atento aos efeitos colaterais relatados, provavelmente as vendas teriam sido suspensas. Milhares de vidas teriam sido poupadas, milhões de dólares teriam sido economizados.

Será possível presumir que possamos viver futuramente uma nova epidemia bancada pela indústria farmacêutica? Os mecanismos regulatórios, as agências independentes e as ferramentas de compliance não são suficientes para evitar uma nova tragédia? Infelizmente não é possível tecer previsões. Pode ser até que já estejamos vivendo uma nova epidemia da indústria farmacêutica diante da quantidade de medicamentos neuropsiquiátricos comercializados atualmente. E não serão apenas regulações ou regras de compliance que evitarão comportamentos unaccountable. A solução parece ser muito mais complexa e possivelmente envolve mais do que transparência, compromisso ético e responsabilidade.

REVISTAS CIENTÍFICAS

Caso 1

Um laboratório está conduzindo uma pesquisa testando uma nova medicação para uso em caso de infarto agudo do miocárdio (IAM). O objetivo do estudo seria comparar a ocorrência do evento isquêmico em dois grupos distintos, um deles usando a medicação em teste. De forma artificial, o laboratório duplicou a ocorrência de IAM no grupo controle, diminuindo consequentemente a ocorrência de IAM no grupo teste. Dessa forma, o ensaio teve um resultado favorável e significativamente relevante, sendo publicado em uma excelente revista científica.

Caso 2

A Comissão de Ética em Pesquisa de um determinado país aprovou no ano cinquenta protocolos de pesquisa clínica relacionados à indústria farmacêutica. Desses protocolos, metade tinha como proprietário dos dados o próprio laboratório e 25% tinham acordo sigiloso de publicação com os pesquisadores.

Caso 3

Um laboratório patrocinou um ensaio clínico para pesquisa de um possível benefício da suplementação de testosterona na redução de eventos cardíacos. O estudo foi posteriormente divulgado como positivo ao reduzir eventos no grupo teste. O fato de que o grupo teste obteve redução de peso e do colesterol foi observado como um achado não significativo, sendo o efeito redutor de eventos cardiovasculares atribuído à suplementação da testosterona.

Caso 4

Dois grandes laboratórios patrocinaram ensaios clínicos para avaliar a superioridade de uma nova classe de anti-inflamatório. A publicação de dois ensaios clínicos de um desses laboratórios em uma prestigiada revista científica mostrava essa superioridade ao longo de 6 meses de observação. Quando dados posteriores vazaram, ficou esclarecido que os estudos tiveram duração de 12 e 15 meses e os resultados de eficácia foram neutros quando comparados aos anti-inflamatórios de uso padrão.

Além disso, dados referentes a efeitos colaterais graves que incluíam eventos trombóticos passaram a ser publicados, mas os ensaios só sugeriam uma relação causal se o evento ocorresse em menos de 48 horas após a suspensão da medicação. Enquanto pesquisadores independentes e pesquisadores do laboratório discutiam os dados e os protocolos, o laboratório concorrente resolveu descontinuar a venda de seu produto por não considerar seguro. Ao invés de seguir o mesmo caminho, o outro laboratório dobrou a aposta e intensificou a divulgação, chegando a omitir os dados do ensaio clínico. A revista científica finalizou a questão publicando alguns editoriais sugerindo que a referida medicação poderia estar associada a eventos trombóticos.

***

A pesquisa científica e sua informação representam pilares basais na formação da opinião médica e o consequente uso diagnóstico e terapêutico. A má conduta na pesquisa ou no gerenciamento dessas informações pode gerar uma consequência importantíssima na prática médica e, consequentemente, no processo de accountability. Karl Popper[15] busca explicar que os dois principais problemas relacionados à teoria do conhecimento são a indução e a demarcação. O problema do dedutivismo é atribuir a um conhecimento factual uma validade universal. O problema da demarcação consiste em conhecer a diferença entre uma afirmação metafísica e uma proposição científica, ou, como Popper coloca de forma simples: quando uma ciência não é ciência?

Os anos se passaram, a ciência continua a evoluir, o método científico se aprimorou, mas será que a produção científica melhorou? Em 2009 foi publicado o documento *Diretrizes do CSE,*[16] o primeiro guideline para editores sobre retratação ética em publicações. Seja por conta do aumento da má conduta, do maior rigor na fiscalização e até mesmo da enxurrada de publicações não revisadas durante a pandemia de covid-19, o fato incontestável é que existe um aumento real nas retratações nas publicações.

Uma revisão sistemática publicada em 2023 por Soo Young Hwang e colaboradores[17] revisou publicações sobre retratações desde 2015. Os autores concluíram que 60% das justificativas das retratações estavam relacionadas a má conduta. É claro que nesse cenário existem causas como plágio, duplicação de dados, falsificação de dados e falta de reprodutibilidade. O estudo apresenta limitações importantes, especialmente tendo em vista a maior ocorrência no campo da biomedicina, mas os dados convergem para o peso das retratações nas publicações na atual conjuntura. Enfim, as causas são as mais variadas, porém revelam o interesse da comunidade acadêmica em fiscalizar a má conduta na publicação e o aumento expressivo do número de casos.

O peso que a medicina baseada em evidências trouxe, tanto na graduação médica como na formação do pensamento médico, elevou a publicação científica a um patamar de importância nunca antes visto. Ensaios clínicos ganharam manchetes em jornais leigos e cada vez mais dinheiro foi investido na pesquisa clínica. O fenômeno positivo foi o crescimento exponencial de publicações científicas nas últimas décadas.[18] Somente na área de saúde, o número de publicações no Brasil saltou de 773 entre 1988 e 1990 para 16.432 entre 2018 e 2020. No mesmo período o total de publicações no mundo cresceu de 173.202 para 546.311.

A frequência de estudos científicos e publicações não é garantia de qualidade, nem representa necessariamente um incremento de citações. A cultura de *"publish or perish"* (publicar ou perecer) é antiga no mundo acadêmico, mas se tornou especialmente importante nas últimas décadas com a pressão exercida pelas faculdades para a ascensão do profissional da área acadêmica. A pressão do mundo acadêmico não só proporciona a possibilidade de publicações de baixa qualidade e reduzido impacto, como facilita a ocorrência do processo de *"salami slicing"* (fatiar salame), em que o estudo é desmembrado em várias publicações menores e geralmente inexpressivas, porém formando um grande volume de artigos publicados.

A revisão por pares (*peer review*) é, ou deveria ser, uma condição da garantia de autenticidade e confiabilidade dos dados de pesquisa. Entretanto, sendo o processo de revisão voluntário e anônimo, desperta-se a dúvida sobre a real lisura do processo. Intuitivamente, o leitor atribui ao artigo revisado por pares um elevado grau de confiabilidade; no entanto, falta clareza no processo de realização da revisão. Quem fez a revisão? O revisor está habilitado a efetuar esse trabalho? Qual é o ganho desse trabalho voluntário e anônimo?

O mundo da pesquisa clínica se tornou um grande negócio. Nada contra a pesquisa gerar resultados pecuniários para pesquisadores, editores, revisores e laboratórios. A questão a ser discutida é a forma ética e accountable como as pesquisas e publicações devem ser conduzidas. O valor da pesquisa clínica não pode estar atrelado ao seu resultado, mas sim ao seu processo de condução, análise e revisão, sendo essencial a transparência das informações.

Um valioso editorial de Philippa Benson,[19] publicado em 2016, apresentou o que se convencionou como "os sete pecados" na publicação:

1. **Falsificação de dados:** envolve geralmente modificações e fabricação de informações falsas no corpo da pesquisa.
2. **Trapaça nos dados:** é o resultado do uso seletivo de dados com objetivos específicos. Envolve a ocultação de dados relevantes ou o uso de método estatístico com o objetivo de obter um resultado favorável.
3. **Resultados exagerados:** esse "pecado" talvez pudesse ser comparado ao pecado da vaidade,

do ego inflado. Consiste no erro de inflar a importância dos resultados a ponto de fugir da realidade de sua significância ou insignificância.
4. **Monopólio autoral:** resultado do poder hierárquico que conduz a um autor que nada contribuiu para a pesquisa estar listado em primeiro ou último lugar entre os autores. Novamente a vaidade trazendo má conduta de publicação.
5. **Escrevendo para si próprio:** também pode ser definido como o "pecado" da preguiça. A incapacidade de escrever com clareza e objetividade pode ser interpretada como má prática (*bad writing often masks bad Science*).
6. **Plágio:** pode ser o resultado do roubo de ideias, dados ou textos sem a devida atribuição. O uso de informações alheias com o devido reconhecimento demonstra, por sua vez, accountability.
7. **Esquecer do perfume das rosas:** esse "pecado filosófico" descrito por Benson é, sem dúvida, o mais emblemático. Ciência não é tudo, trabalho não é o mais importante.

PRATICANDO ACCOUNTABILITY

A qualidade da pesquisa clínica também é de extrema importância e a formação de centros de pesquisa tem ajudado bastante na formação de novos pesquisadores. A preocupação com a qualidade certamente é um fenômeno importante de accountability e mostra que as revistas estão cada vez mais preocupadas com a veracidade das informações e idoneidade de seus autores. O combate aos "pecados" relacionados à publicação envolve medidas diversas em frentes variadas, mas a essência é tornar a informação mais transparente e confiável.

O combate à falsificação de dados e desinformação a partir da manipulação da pesquisa é o papel primordial da verificação de pares. A submissão dos dados com transparência e honestidade permite uma avaliação justa da pesquisa, mas também demonstra a seriedade do pesquisador em não omitir os dados científicos. É claro que essa verificação não deve se restringir a um mero protocolo, mas a um esmerado estudo que destrinche os dados nos mínimos detalhes.

Não é incomum observar a extrapolação das conclusões de um estudo. A tendência de inflacionar a importância de uma simples conclusão ou extrapolar essas conclusões para cenários diferentes é um mal que afeta muitos autores. Seja por conta de mera egolatria ou por uma interpretação exacerbada, essa atitude deve ser combatida na própria fonte, ou seja, no próprio corpo da publicação. O reconhecimento de limitações e a análise fria e calculista de um ensaio clínico deve ser a marca principal da accountability. O orgulho de reconhecer um bom trabalho deve ser proporcional à humildade de compreender suas limitações.

Um comportamento accountable difícil de ser trabalhado é o equilíbrio na elaboração do pensamento. Enquanto escrevia este livro, pedi para minha esposa tecer seus comentários, como sempre faço antes de qualquer publicação. Sua crítica sobre a complexidade do texto, especialmente em suas primeiras páginas, veio como um grande exemplo de unaccountability. Não devo escrever para mim, mas para que os outros possam compreender e absorver a ideia! Em suma, não basta trazer uma informação confiável e ética, é preciso tornar essa informação palatável e compreensível. Isso remete à necessidade de usar o vocabulário mais apropriado e a linguagem mais direta. Eu espero sinceramente não decepcionar minha esposa nesse quesito.

As revistas científicas, por sua vez, também carecem da busca incessante da accountability. Os relatos de publicações duvidosas em troca da compra de exemplares, comportamento suspeito de editores e revisores e a falta de transparência no fornecimento dos dados não podem ser compatíveis com a accountability. As pressões da indústria farmacêutica e da academia por publicações podem interferir na qualidade do material publicado. O maior valor que uma revista científica possui é a sua credibilidade, portanto é inegociável o valor da accountability nesse processo! Num mundo cada vez mais conectado e dinâmico, onde as informações fluem de forma rápida e difusa, as fontes confiáveis e sérias passam a ter um papel mais importante na divulgação das informações. Saber valorizar essa confiabilidade e não se deixar levar pela promiscuidade da informação fácil e da submissão ao politicamente correto é um desafio diário que a revista científica enfrenta.

VALORES MORAIS

José é um senhor de 60 anos. Crescido em uma família religiosa, ele abraçou a religião das Testemunhas de Jeová desde os 30 anos de idade, quando se casou com Soraia. Ao retornar do culto da sua igreja, foi vítima de atropelamento e encami-

nhado para a unidade hospitalar de sua cidade. Chegou na emergência ainda consciente e acompanhado por sua esposa. Na recepção identificou-se como devoto das Testemunhas de Jeová e sua esposa assinou um termo formal de responsabilidade pelo paciente.

José foi submetido a exames e foi identificada a presença de ruptura do baço, com sangramento para a cavidade abdominal. Na sala de emergência, o médico plantonista observou que a pressão arterial de José estava caindo e o exame de sangue mostrou uma anemia. O cirurgião avaliou José e indicou uma intervenção cirúrgica imediata. Ao saber que o paciente se recusou a fazer uso de hemoderivados, o médico cirurgião hesitou e pediu que a família autorizasse uma transfusão sanguínea. Diante do impasse pela recusa de Soraia e da insegurança do médico cirurgião, José aguarda a decisão do chefe do plantão.

***

O caso representa o peso dos valores morais no processo de formação da accountability. Valores morais são pessoais; portanto, tanto médico como paciente encontram-se submetidos a essa subjetiva influência. O aspecto moral é abrangente e envolve desde questões religiosas e espirituais até sentimentos pessoais de valores da vida e da felicidade. Quando os valores morais de médico e paciente são convergentes, as decisões possuem grande chance de serem accountable.

No caso citado, por exemplo, se o médico cirurgião fosse também testemunha de Jeová, possivelmente sua atitude teria sido concordante com a família de José. Mas o que trouxe insegurança ao médico cirurgião talvez não tenha sido o fato de não professar a mesma religião, mas o fato de não compreender os valores religiosos de seu paciente. Não vou me aprofundar na questão ética aqui envolvida, mas agir de forma accountable com base nos valores morais não significa convergir nesses valores. O importante é compreender a essência do outro e avaliar, no seu estrito sentido moral, a capacidade ou possibilidade de atuar de modo accountable. Nesse caso específico, o que está em questão é o valor religioso do paciente e a percepção técnica do médico, mas existem situações complexas em que valores morais divergentes se apresentam.

***

Lúcia tem 18 anos e iniciou sua vida sexual há um ano com seu namorado também de 18 anos. Ela está grávida de 20 semanas e procurou um obstetra para a realização de um aborto. Ao comparecer à consulta acompanhada de sua mãe, Lúcia demonstrou a vontade de realizar o aborto por motivos pessoais, uma vez que pretendia cursar uma faculdade de Medicina.

Após avaliar a paciente e o feto, o médico obstetra informou a Lúcia e sua mãe que o bebê gozava de boa saúde e não apresentava riscos imediatos de viabilidade. Após agradecer a confiança pela consulta, o médico obstetra recusou-se a proceder ao abortamento. Quando indagado pela mãe de Lúcia sobre sua recusa e até ameaçado por se recusar a efetuar o procedimento, o médico limitou-se a agradecer novamente, deixar tudo registrado no prontuário e solicitar que as duas se retirassem do consultório.

***

Nessa complexa situação vemos como um conflito moral pode interferir na relação médico-paciente. Enquanto os valores morais da família de Lúcia não impedem a realização do aborto, é possível que os valores morais do obstetra não aprovem o mesmo pensamento. Essa divergência acarretou uma situação em que expectativa e resultado estiveram distanciados, apesar de que, em nenhum momento, pode-se formalizar uma atitude antiética.

Esse exemplo é importante para ressaltar até onde os valores morais do médico podem ir quando se refere à vida do paciente. Nesse caso, a recusa moral em efetuar o aborto não causa dano à paciente, permitindo que ela repense sua decisão ou busque um outro profissional que compartilhe com seus valores morais. Dessa forma, é compreensível que ser fiel aos seus princípios, desde que não resulte em dano ao outro, seria um comportamento considerado accountable. Porém, podem existir situações em que valores morais divergentes podem resultar em desfechos unaccountable.

***

Raimundo é médico cirurgião geral e trabalha na emergência do único hospital em uma remota cidade da Amazônia. Sua família mudou-se para essa longínqua cidade após perseguição política em sua cidade natal. Tendo que reconstruir a vida desde então, ele trabalha 60 horas por semana em esquema de plantão no hospital.

Carlos, além de médico, é um político e desafeto da família de Raimundo. Por uma fatalidade, o avião em que Carlos se encontrava, que ia em direção a uma de suas fazendas, foi abalroado por pássaros e teve que fazer um pouso de emergência. Levado ao hospital para avaliação médica com fortes dores abdominais, Carlos apresentava sinais de hemorragia abdominal e necessitava urgentemente de uma intervenção cirúrgica. Raimundo é o médico cirurgião mais experiente num raio de 200 quilômetros e se encontrava em casa, quando seu colega cirurgião que estava de plantão o chamou para ajudar na cirurgia. Avisado de quem era o paciente, Raimundo deveria tomar uma decisão.

***

O que estava em jogo nesse exemplo citado era o conflito moral de um médico diante de seu algoz. Não haveria nenhum conflito ético se Raimundo se recusasse a ajudar na cirurgia. Sob a ótica do CEM, o paciente estaria sendo assistido por um especialista e Raimundo estaria de folga. Essa é uma situação em que a emoção também pode exercer uma força decisória. Observe que vários elementos podem estar contribuindo para que, em poucos segundos ou minutos, Raimundo tenha que fazer uma escolha.

Quando lidamos com valores morais é essencial sabermos dar o devido valor àquilo que realmente tem importância. Quando valores estão sob julgamento, o valor mais importante nem sempre é o mais agradável ou o mais óbvio. Nesse caso específico, a conduta mais accountable de Raimundo seria deixar de lado suas emoções, esquecer, mesmo que temporariamente, suas rusgas pessoais, e enfrentar a dura realidade de fazer o melhor para salvar uma vida.

PRATICANDO ACCOUNTABILITY

Atitudes accountable são necessariamente precedidas por valores accountable. Identificar o que um valor moral representa não é uma tarefa simples, pois esses princípios individuais carregam sentimentos, emoções, ensinamentos, ideologias e fundamentos profundos. Quando confrontados de forma específica, os princípios morais tendem a buscar a ética como sua balizadora. No caso em que não há conflito entre esse princípio moral e a conduta ética, prevalece a decisão ética de modo incontestável. O julgamento moral é muito mais complexo! E associar accountability aos preceitos morais individuais é muito mais difícil. Quando valores morais fogem do escopo previsto na concepção da ética, sua avaliação e percepção deixam de ser aplicadas, uma vez que prevalece a determinação ética, ou seja, a forma como não devemos agir.

PROPAGANDA

Lisa é uma mulher madura. Mãe de dois filhos, casada há 20 anos, advogada em uma multinacional. Aos 45 anos de idade achou que era o momento de efetuar uma plástica para implante de prótese mamária e uma lipoaspiração. Apoiada pelo esposo, decidiu procurar um renomado cirurgião plástico de sua cidade. Com milhares de seguidores nas redes sociais e inúmeros vídeos de procedimentos, resultados e aconselhamentos, Dr. Antônio estava sempre presente nas entrevistas e programas de rádio e TV. Uma verdadeira estrela da cirurgia plástica. O consultório do Dr. Antônio tinha 100 m² divididos em uma ampla recepção, sala de exame, banheiro e uma pequena copa.

Lisa era a última paciente do dia, mas Dr. Antônio mostrava-se muito disposto. A imponente mesa de jacarandá deixava Lisa e seu esposo a quase três metros do famoso cirurgião plástico. Lustres e belíssimas obras de arte compunham a decoração do consultório e deixavam o ambiente muito agradável.

A consulta transcorreu de forma alongada. Talvez porque fosse a última paciente ou porque o esposo de Lisa também era médico endocrinologista. Após quase uma hora de consulta, o casal se despediu já com um orçamento em mãos, pedido de exames e o planejamento cirúrgico. Ao chegarem à garagem do suntuoso prédio, o esposo de Lisa falou:

— Você não vai ser operada por esse médico.

Surpresa com uma assertiva tão direta, Lisa só pôde perguntar o porquê.

— Ficamos quase uma hora com ele, você se lembra quantas vezes ele fez perguntas a você? Quantas vezes ele olhou em seu olho? Ele não estava preocupado com você, com suas motivações, com suas expectativas. Quase o tempo todo ele ficou falando dele! Aquele gigantesco consultório não era suficiente para abrigar ele e seu ego inflado.

***

A vaidade é uma grande inimiga da accountability. No caso em questão, vaidade e arrogância se misturam num comportamento claro em que o centro das atenções é o médico. Esse tipo de comportamento pode estar presente em diversas e variadas situações. O sentimento de poder incorporado pelo profissional médico é algo que precisa ser trabalhado desde sua formação acadêmica e exaustivamente lapidado durante a atividade profissional.

Por uma tendência psicológica, o médico que sucumbe à vaidade e à arrogância geralmente carece de segurança e/ou competência. Surge então a necessidade de falar de suas glórias, de solicitar inúmeros exames, de apresentar seu ego. É lógico que a vaidade se define pela atitude, pelo comportamento, não pela aparência apenas. Nesse caso em questão, a suntuosidade do consultório não é apenas o chamariz de uma especialidade que lida com estética, ela também deixa refletir o culto ao ego. Essa vaidade afasta o médico das expectativas e valores do paciente, podendo inclusive inflingir dano a ele.

Nem sempre a vaidade se demonstra tão categórica como no exemplo citado. É importante compreender que existem diferenças, por vezes sutis, de comportamentos que envolvem demonstração de confiança, não de vaidade. A mensagem transmitida de "confie em mim, porque eu vou fazer o melhor por você" não pode ser confundida com "confie em mim, porque eu sou o melhor".

O papel das redes sociais no caso descrito não é algo incomum. Enquanto o CFM e o Estado, através das mais variadas instâncias, discutem e debatem sobre questões importantes, como divulgação de qualificação profissional, abrangência das especialidades, responsabilidade civil e criminal do médico e outros temas sensíveis, a propaganda da atividade médica vai ganhando espaço na mídia, impulsionada principalmente por um mercado mais competitivo.

PRATICANDO ACCOUNTABILITY

Nem sempre é fácil demonstrar confiança e transmitir segurança sem cair na armadilha da vaidade. A expectativa do paciente por um melhor resultado se entrelaça com a ciência médica e a figura humana do profissional. Antes do advento das redes sociais e das empresas de serviços de saúde, a propaganda do médico sempre esteve restrita ao círculo de seus pacientes e familiares. Não havia necessidade de divulgação em mídia ou exposição pessoal em outros canais. A regulação efetuada pelo CFM era mais rígida e eficiente.

As redes sociais e a internet trouxeram inúmeros benefícios para a atividade médica, sobretudo no aspecto de divulgação de informações úteis para a sociedade e de compartilhamento de dados científicos, através de seminários, webnars e eventos que passaram a ser transmitidos e alcançaram milhares de profissionais. A possibilidade de discutir casos em grupos fechados de WhatsApp proporcionou um enriquecimento gigantesco no aprendizado médico.

Por outro lado, o uso das redes sociais de forma massiva como instrumento de propaganda da atividade médica é uma faca de dois gumes. A recente adequação da regulamentação da propaganda médica pelo CFM propiciou uma ampliação da exposição do médico e do paciente. As perguntas cruciais que devem ser feitas nesse contexto são: quem se beneficia dessa propaganda médica? O paciente passou a ter mais opções de escolha? A informação que chega ao paciente é adequada? A sociedade está se beneficiando com essa divulgação mais flexível?

Ainda é muito cedo para falarmos de resultados definitivos, mas a flexibilização da propaganda não parece ter reduzido o número de denúncias ou processos médicos. Da mesma forma, buscando resultados efetivos, a massificação da divulgação médica parece beneficiar mais o médico do que o paciente. Nenhum médico vai expor maus resultados, o que certamente distorce a visão que o paciente passa a ter do profissional.

A inserção accountable do médico nas redes sociais e na mídia, de modo geral, deveria ser restrita a divulgações de informações benéficas pertinentes ao paciente e à sociedade. A internet é uma ferramenta extremamente útil para esse fim. Ao priorizar o paciente em todos os aspectos, o médico municiado de accountability saberá transmitir confiança e segurança sem cair na armadilha da vaidade. Agir de forma accountable não é ficar distante das redes sociais ou da internet, é usar essa ferramenta para processos que visem melhorar o atendimento, que amplifiquem informações úteis e cientificamente comprovadas.

Alguns profissionais podem ter mais afinidade que outros, mas é possível usar essa tecnologia da informação em benefício do paciente de maneira ética e accountable. Não há mal algum em um consultório belo e aconchegante, desde que o mais importante naquele ambiente seja o paciente, não um quadro ou uma obra de arte. Não há mal algum em usar as redes sociais para comunicação ou divulgação, desde que a informação seja científica, útil e sem sensacionalismos. Accountability está vinculada a resultados e valores, dois fatores que estão conectados ao paciente e à atividade médica. A velha máxima de que a propaganda é a alma do negócio também se aplica à atividade médica. A diferença existe no significado de "negócio" que cada médico define para si. Qual é o propósito de sua atividade? Quais são os valores que regem suas escolhas?

PARTE 3

AGINDO DE FORMA ACCOUNTABLE

Como manter ética, eficiência e bons resultados.

O objetivo principal deste livro não é ensinar ao médico como ser um bom profissional. Existem profissionais muito mais competentes em formar excelentes médicos! O objetivo é trazer para o cenário da sociedade e da academia a importância de abordarmos o exercício da profissão além dos seus aspectos técnicos e éticos. A perda de confiança no médico é perceptível ao longo do tempo.

Em um passado não tão longínquo, médicos, bombeiros e pilotos desfrutavam de níveis de confiança que beiravam 90%. A perda de confiança nos profissionais e nas instituições é geral nas últimas décadas! Apesar de ainda ostentar um prestigioso lugar de confiabilidade, uma pesquisa da Ipsos de 2022[20] mostra uma confiabilidade de 59%, com desconfiança de 15%. Outra pesquisa desse mesmo instituto, em 2021,[21] evidenciava números de confiança e desconfiança de 64% e 10%, respectivamente.

Esse mesmo relatório mostra que a confiança no médico brasileiro está na média global, porém muito abaixo de países como Espanha, México e Argentina. Outro dado importante do relatório é que o brasileiro apresenta um índice de confiança muito baixo para várias outras classes e muito abaixo da média geral dos outros países. O que esses dados efetivamente mostram é que o brasileiro não tem uma confiança elevada nos outros, o que denota de maneira indireta a percepção geral de que o brasileiro não é confiável. Esse é um dado extremamente importante quando buscamos promoção de accountability, pois, como já vimos anteriormente, a confiança é essencial na relação interpessoal.

Médicos não podem se vangloriar de serem os profissionais mais confiáveis do Brasil! Com índices de confiança tão pífios, ser o melhor não é mérito algum. Ser ético é uma obrigação inerente à prática médica, e sua transgressão pode acarretar denúncias e processos, mas o exercício da medicina não se limita ao cumprimento de normas, regras e diretrizes. Enquanto setores da sociedade buscam melhorar sua imagem de confiabilidade através de várias ferramentas de compliance e accountability, percebe-se uma classe médica acomodada em uma zona de conforto. Até quando isso vai durar? É necessário girar a chave, descer desse pedestal de suposta segurança e infalibilidade e reconstruir a confiança genuína no médico.

CONFIANÇA

Não creio haver dúvidas de que a confiança exerce papel fundamental nas relações interpessoais. Em um país como o Brasil, onde o grau de confiança médio da população é muito baixo, buscar ampliar de forma isolada o índice de confiança no médico não parece ser uma tarefa sensata. Confiança não é uma atitude ou um valor que possa ser particionado facilmente, pois ela está inserida no próprio indivíduo. Alguém que tem baixo índice de confiança geral certamente terá pouca confiança em cenários específicos.

E já sabemos que o brasileiro não confia e não se mostra confiável. Portanto, para mudarmos o índice de confiança específico do médico, é necessário ampliarmos o índice de confiança geral. Como podemos fazer isso?

O trabalho de resgate de confiabilidade é um processo lento e permanente que deve envolver toda a sociedade desde a infância. A mudança de comportamento do indivíduo na sociedade passa pelos valores ensinados em casa, nas escolas, no trabalho e em seu meio social. O diálogo eternizado por Ernest Hemingway[22] é a noção exata do papel da confiança em sociedade:

– Quem estará nas trincheiras ao teu lado?
– E isso importa?
– Mais do que a própria guerra.

O brasileiro precisa aprender a confiar no outro, mas para aprender a confiar é imprescindível que ele se apresente plenamente confiável. E confiabilidade não é uma virtude que se cria da noite para o dia. Ser e parecer confiável requer muito mais do que um rótulo ou um certificado emitido por um instituto, requer atitudes, gestos e escolhas permanentes que ensejem não apenas boas intenções, mas excelentes resultados. E, como todo caminho difícil tem um primeiro passo, buscar praticar accountability certamente é um sinal claro e presente para demonstrar confiabilidade. A atitude accountable não se limita ao ato médico, mas se expande de forma ampla e irrestrita à atitude de cidadão.

TRANSPARÊNCIA

Uma relação franca e transparente é ideal para fortalecer a confiabilidade. Enquanto empresas e organizações buscam mostrar transparência através de códigos de compliance e programas de auditoria interna e externa, a transparência da relação interpessoal entre médico e paciente é pautada exclusivamente em um código de conduta.

É importante frisar que a franqueza que estabelece a transparência não é apenas um compromisso com a verdade. Uma verdade, como a probabilidade de risco cirúrgico, por exemplo, pode ser apresentada com impressões equivocadas. Informar que um tratamento quimioterápico pode resultar em uma sobrevida de 6 meses e não deixar claro o custo dos efeitos colaterais e limitações físicas é um sinal de falta de transparência.

Por outro lado, o excesso de transparência poderia ser prejudicial? Informar a realidade de um prognóstico de 3 meses de sobrevida, mesmo sabendo ser uma dura verdade, é uma atitude accountable?

A transparência não pode ser vista de forma isolada e pontual no contexto da relação médico-paciente, pois existem outros fatores relevantes que interferem no resultado que obteremos, mas é uma ferramenta essencial na medida em que estabelece uma impressão verdadeira. O cuidado de olhar nos olhos, de falar francamente, de usar uma linguagem apropriada e de transmitir uma impressão verdadeira é um ponto importante da transparência. Mas é igualmente importante ter uma percepção aguçada para compreender até onde o paciente quer ter essa percepção de transparência. Enquanto alguns pacientes querem saber absolutamente tudo sobre sua doença e tratamento, outros pacientes prezam por permanecerem ignorantes. Essa vontade pessoal nem sempre é externada verbalmente, mas pode ser percebida ou até mesmo questionada pelo médico durante a consulta.

Ao demonstrar transparência, o médico não deve temer demonstrar falta de conhecimento! Existem perguntas que ainda não foram respondidas pela ciência médica e outras que precisamos estudar melhor para obter uma resposta apropriada. Ao reconhecer essa limitação, o médico demonstra confiança e transparência, apresentando seus valores de humildade e integridade. Qualquer relação interpessoal se fortalece na dúvida sincera e sucumbe à afirmação imprecisa.

RESPEITO

O respeito é uma virtude que pode se apresentar de duas maneiras na relação médico-paciente. O respeito individual é pautado nas medidas usuais de liberdade, consideração e atenção. É uma atitude que deve ser inerente a qualquer relação interpessoal e possui o propósito básico de demonstrar dignidade pelo outro. Essa dimensão de respeito está presente em atitudes comuns, como respeitar o horário de atendimento, a fila por ordem de chegada, o celular no modo vibratório e o uso do fone de ouvido. São ações que demonstram essencialmente uma boa educação, ou seja, estão intimamente vinculadas à cultura e ao aprendizado. Independentemente da localidade onde estamos, esse respeito individual é aprendido e treinado no seio familiar e da sociedade à qual se pertence.

O respeito individual encontra-se limitado pela noção de regras, direitos e deveres. Apesar de ser extremamente necessário para um saudável convívio social, sua abrangência é limitada e envolve as duas partes da relação de modo equânime. Essa forma de respeito é formal e indispensável, mas, se projetarmos uma relação accountable, essa forma de respeito seria suficiente?

Outra dimensão de respeito consiste em transcender sua atitude para um genuíno sentimento de preocupação e interesse pelo outro. Essa atitude não se restringe ao cumprimento de formalidades, mas ao sincero interesse pelo paciente e pelas coisas e valores que o paciente traz. A formalidade de receber o paciente na porta, de apertar sua mão, puxar a cadeira para sentar e exibir um sincero sorriso é essencial em qualquer tipo de relação. Entretanto, quando o paciente sinaliza algum tipo de sintoma ou problema que não parece estar relacionado à patologia e o médico não demonstra interesse no assunto, o vínculo relacional fica comprometido.

Ao prestar a devida atenção e dar a devida importância ao paciente e suas preocupações, o médico transmite a informação categórica de que "eu me preocupo com você e estou aqui para te ajudar". Mesmo que os sintomas não pareçam ser importantes no contexto da patologia, esse interesse é um sinal de accountability. O exercício prático dessa forma de respeito está na capacidade de escutar e compreender. O passo seguinte é a atitude empática, que nada mais é do que se colocar no lugar do outro.

Cabe ressaltar que a atitude de respeito, tanto individual quanto de interesse, não pode estar restrita ao paciente. O comportamento do médico diante de seus funcionários, diante de seus colegas e diante de seus superiores não deve ser diferente! A demonstração do respeito formal demonstra sua boa educação, mas a demonstração do respeito de interesse demonstra valores como empatia, misericórdia, humildade e integridade. São valores que mostram sua preocupação pela melhor escolha, pelo melhor resultado. São valores accountable.

RESPONSABILIDADE

Um provérbio russo nos ensina que "o sucesso tem muitos pais, enquanto o fracasso é órfão". A responsabilidade do médico diante de suas decisões é muito mais do que uma previsão legal, é um compromisso moral que se assume perante uma vida. No mundo dos negócios, Jim Collins[23] apresenta a metáfora da janela e do espelho para nos mostrar o quanto é importante assumir responsabilidades, especialmente nos momentos em que os resultados podem ser ruins. Nessa metáfora, o bom exemplo de liderança surge daquele que olha os bons resultados através de uma janela, atribuindo o resultado positivo ao grupo todo, às circunstâncias e até à própria sorte. Resultados ruins, por sua vez, são vistos através de um espelho, onde o bom líder assume a responsabilidade pela escolha.

A atividade médica é tida essencialmente como uma atividade de meio, e não como uma atividade de fins. Entretanto, é impossível dissociar escolhas de seus resultados! Não podemos pensar que esse princípio pode isentar o médico de eventuais resultados desfavoráveis ou favoráveis.

Lidar com vidas humanas e com um sistema biológico tão variável, trabalhar com conceitos diversos e uma gama gigantesca de conhecimento. Esses desafios da atividade médica devem ser compreendidos, mas não eximem o médico de sua responsabilidade. Apesar de todo o reconhecimento de que existem variáveis imponderáveis, assumir a responsabilidade diante do espelho é uma medida essencial para a accountability. Longe de falsas promessas ou expectativas, o médico deve deixar claro que assume a responsabilidade pelas escolhas, esclarecendo de modo transparente a possibilidade de desfechos desfavoráveis.

Não é incomum presenciar atitudes unaccountable na ocorrência de desfechos desagradáveis. Colocar a culpa em outro colega, em outro profissional ou no próprio paciente é uma atitude que mostra um claro olhar através da janela, não em frente ao espelho. Ao buscar culpados, o médico destrói completamente o laço de confiança que poderia existir.

Por que você não me protegeu de seu colega?
Por que você permitiu que isso acontecesse comigo?
Onde você estava nessa hora que eu precisava?
Eu entreguei minha vida a você, não ao outro.
Não me culpe pela sua incapacidade de esclarecer as coisas.

Em seu livro *Desculpability*, João Cordeiro[24] nos apresenta essa denominação (originalmente citada por Darcio Klauss) como a antítese de accountability. Citando textualmente o autor:

> A accountability é uma virtude moral que nos leva a fazer o bem aos outros, mas dá trabalho, precisa ser aprendida, incorporada e aprimorada ao hábito. A desculpability não precisa de nada disso, é totalmente inata.

Não produz nada de bom e é o maior mal que pode acometer uma sociedade. *A desculpability é o instinto de afastar de si qualquer responsabilidade*, criando desculpas e culpando de forma inteligente os outros ou as circunstâncias.

O fenômeno da desculpability possivelmente é também um dos pilares da institucionalização do que se convencionou de "medicina defensiva". Ancorado também nos pilares do medo da judicialização e da baixa qualidade de formação, a medicina defensiva busca mais a proteção da atividade médica do que a sua eficiência. Ao pender mais para proteger o médico de eventuais processos judiciais, a medicina defensiva, além de onerosa, eleva a exposição do paciente ao diagnóstico e tratamento excessivos, duas situações unaccountable.

Ser responsável também significa estabelecer e criar um senso de responsabilidade. Assumir a responsabilidade permite que o médico insira o paciente dentro desse círculo de responsabilidade, mostrando e cobrando dele sua parcela de compromisso. Uma maneira interessante de trazer o paciente para esse comprometimento é a alegoria do futebol. Mostrar ao paciente que "estamos no mesmo time" e que o resultado depende do quanto estamos dispostos a "suar a camisa" é uma forma de assumir e delegar responsabilidade. Se perder, perdemos juntos! Mas não estou aqui para perder, eu quero ganhar esse jogo!

Da mesma forma, o senso de responsabilidade também pode ser pactuado com os outros colegas e profissionais quando o médico assume o protagonismo. Um dito popular nos ensina que "cachorro que tem muito dono acaba morrendo de fome". Um paciente do qual todos assumem o cuidado, mas pelo qual ninguém assume a responsabilidade, está fadado a um possível resultado desfavorável. Assumir e delegar responsabilidade, esse é um compromisso accountable.

CONHECIMENTO

É impossível pensarmos em uma atividade médica desprovida de conhecimento técnico. E é igualmente importante valorizar o papel do conhecimento no processo decisório e na relação médico-paciente. A visão passada de que apenas o médico detinha o conhecimento científico foi praticamente pulverizada nas últimas décadas. O fácil acesso às informações tornou o paciente um agente mais ciente e questionador, um indivíduo detentor de uma opinião formada, não apenas um agente passivo e ignorante em seu sentido literal.

E isso é muito bom por vários motivos.

Em primeiro lugar, o paciente que busca informações sobre seu caso clínico geralmente está mais apto a fornecer informações detalhadas. A curiosidade em buscar um diagnóstico é uma porta que se abre para uma escuta mais atenta, possibilitando uma interação maior e mais profunda. Além disso, esses momentos ajudam a estabelecer fortes laços de confiança mútua.

Deter o conhecimento não significa saber sobre tudo, mas é essencial que essa árvore de conhecimento seja ampla e de boa qualidade. É importante manter uma base sólida e permanecer em constante aprendizado, pois a oportunidade de oferecer bons resultados passa obrigatoriamente pela necessidade de deter excelente conhecimento. O limite para o conhecimento é a nossa própria limitação; portanto, somos responsáveis diretos por esse fator e devemos assumir esse compromisso. Nesse cenário, o papel da accountability se apresenta em duas dimensões.

Oferecer o melhor é primariamente saber o que é melhor. E saber a melhor escolha passa inicialmente pelo conhecimento apropriado. Essa dimensão é intrínseca à atividade médica e é um compromisso pessoal. A segunda dimensão é mais complexa, pois passa a envolver a expectativa do paciente, a viabilidade da escolha e os demais fatores sociais e econômicos. Quantas vezes o médico se depara com um dilema entre o que deve ser feito e o que pode ser feito? Ou então entre o que o médico pensa ser melhor e o que o paciente acha ser melhor? Usar o conhecimento para auxiliar nesse processo decisório complexo é uma ferramenta essencial, pois permite enxergar escolhas viáveis que possam trazer bons resultados. O conhecimento limitado e superficial reduz drasticamente a amplitude de opções e transmite falta de confiança.

Por outro lado, o conhecimento profundo e amplo permite que o médico exerça suas decisões e compartilhe suas escolhas com mais abrangência. Vale lembrar que o papel do médico não é satisfazer a vontade do paciente em detrimento de um bom resultado, mas ofertar a melhor expectativa para o paciente em consonância com as evidências científicas conhecidas e as efetivas possibilidades reais. Apesar de a medicina não ter o poder de garantir resultados específicos, ela está muito distante de ser uma ciência meramente probabilística.

A importância do conhecimento e o espírito de humildade que deve nortear a decisão médica pode ser traduzida na Oração do Médico, atribuída a Maimônides.[*]

Ó Deus, Tu formaste o corpo do homem com infinita bondade; Tu reuniste nele inumeráveis forças que trabalham incessantemente como tantos instrumentos, de modo a preservar em sua integridade esta linda casa que contém sua alma imortal, e essas forças agem com toda ordem, concordância e harmonia imagináveis. Porém, se a paixão ou fraqueza violenta perturba esta harmonia, estas forças agem umas contra as outras e o corpo retorna ao pó de onde veio. Tu enviaste ao homem Teus mensageiros, as doenças que anunciam a aproximação do perigo e ordena que ele se prepare para superá-las.
A Eterna Providência designou-me para cuidar da vida e da saúde das Tuas criaturas. Que o amor à minha arte aja em mim o tempo todo, que nunca a avareza, a mesquinhez, nem a sede pela glória ou por uma grande reputação estejam em minha mente, pois, inimigos da verdade e da filantropia, eles poderiam facilmente enganar-me e fazer-me esquecer meu elevado objetivo de fazer o bem aos Teus filhos.
Concede-me força de coração e de mente para que ambos possam estar prontos a servir os ricos e os pobres, os bons e os perversos, amigos e inimigos e que eu jamais enxergue num paciente algo além de um irmão que

---

[*] Moses ben Maimon, nascido em Córdova, atual Espanha, foi um rabino, médico e filósofo judeu que viveu entre os séculos XII e XIII.

sofre. Se médicos mais instruídos que eu desejarem me aconselhar, inspira-me com confiança e obediência para reconhecê-los, pois notável é o estudo da ciência. A ninguém é dado ver por si mesmo tudo aquilo que os outros veem.

Que eu seja moderado em tudo, exceto no conhecimento dessa ciência; quanto a isso, que eu seja insaciável. Concede-me a força e a oportunidade de sempre corrigir o que já adquiri, sempre para ampliar o seu domínio, pois o conhecimento é ilimitado e o espírito do homem também pode se ampliar infinitamente, todos os dias, para enriquecer-se com novas aquisições. Hoje ele pode descobrir os seus erros de ontem e amanhã pode obter nova luz sobre aquilo que pensa hoje sobre si mesmo.

Deus, Tu me designaste para cuidar da vida e da morte de Tua criatura. Aqui estou, pronto para minha vocação.

CORAGEM INTELECTUAL

Questionar evidências é um tema provocativo, que já atinge seu objetivo quando o leitor instruído torce o nariz. É imprescindível diferenciar uma verdade axiomática de uma verdade empírica. É inadmissível se questionar o valor de uma adição matemática, pois essa resposta reside em um preceito válido e demonstrável. O empirismo é oriundo da experimentação, do método científico. Dessa forma, apresenta-se aberto a testes que podem confirmar ou contrapor seu valor. Ao lidar geralmente com verdades empíricas, o médico nutre um espírito questionador e reflexivo. Compreender a diferença de uma verdade empírica de uma verdade axiomática e saber lidar com o acúmulo e evolução de evidências são exercícios que ajudam a manter a accountability.

Dan Sperber e Hugo Mercier desenvolveram uma teoria em que o indivíduo dificilmente altera sua opinião, mesmo quando confrontado com evidências contrárias. É muito comum o médico direcionar seu raciocínio para aprovar sua opinião prévia, em vez de desenvolver um questionamento legítimo e contraditório. Não é fácil abdicar da sua linha de pensamento mesmo sabendo que toda verdade científica é provisória.

É possível que, entre as muitas virtudes que a atividade médica accountable exige, a humildade seja uma das mais difíceis de se praticar. Seja por uma vaidade pessoal inata, por um excesso de autoconfiança ou pela incapacidade de pensar fora do contexto, o profissional médico tende a supervalorizar os elementos que corroboram suas premissas e diminui a importância das evidências contrárias. Esse apego a uma evidência é um mecanismo que pode influenciar diretamente no processo decisório.

Gad Saad, em seu livro *A mente parasita*,[25] elenca o conceito de redes nomológicas de evidências cumulativas como uma ferramenta útil para o desenvolvimento de um raciocínio lógico na tomada de decisões. O princípio básico dessas redes nomológicas é priorizar o senso comum acumulado ao longo do tempo como evidência plausível. Esse modelo dedutivo-nomológico remonta ao início do século XX e traz a concepção de causalidade em leis gerais corroboradas por fenômenos repetíveis.

As evidências cumulativas na medicina são uma parte imensa e importante do conhecimento estabelecido e não podem ser desprezadas. Num cenário onde as condutas com nível de evidência A representam uma minoria e condutas com nível de evidência C representam mais de 50%,[26] é desejável que tenhamos boas redes nomológicas para orientar as decisões médicas.

O termo coragem intelectual, proposto por Gad Saad, é preciso em elucidar a virtude necessária para preservar atitudes accountable diante de cenários de incerteza. Ao mesmo tempo que a medicina proporciona a construção de muitas evidências através da experimentação ética e bem conduzida, muitas outras evidências possuem um nível de evidência inferior. A coragem intelectual nos convida a efetuar o juízo de valor com base nas evidências cumulativas ao longo do tempo, independentemente de nossas percepções, experiências e sentimentos. Conectar-se de forma legítima a redes nomológicas ajuda a lidar com a incerteza e aperfeiçoa o processo decisório nesse contexto.

PROPÓSITO

É preciso compreender o significado de propósito no contexto da atividade médica para entender sua dimensão na accountability. Transformando a atividade médica em uma concepção objetiva de atividade empresarial, poderíamos pressupor que o papel do médico se baseia em obter informações através de mecanismos (anamnese, exames etc) e proceder à intervenção (tratamento). A comparação não busca minimizar a atividade médica, mas sim trazer para um cenário mais objetivo para análise de eficiência e accountability.

Diagnóstico e tratamento são os dois pilares que formatam a essência da atividade médica. No mundo empresarial corporativo, o diagnóstico corresponde ao objetivo a ser alcançado, ou *o que* deve ser alcançado. O tratamento, por sua vez, corresponde à forma ou o caminho a se chegar ao objetivo. Essencialmente representa *como* o médico pode chegar ao resultado esperado.

No final do século XX, quando várias empresas surgiam com mudanças gerenciais por conta da tecnologia e da internet, o engenheiro John Doerr apresentava a concepção de *Objectives and Key Results* (Objetivos e Resultados-Chave) ou simplesmente OKRs. O livro *Avalie o que importa*[27] trouxe vários exemplos de histórias de sucesso e superação de empresas que adotaram o pensamento gerencial focado em objetivos e resultados-chave. Pensar o que e como fazer parece trazer uma lógica razoável para a obtenção de resultados positivos dentro do sistema empresarial, mas como isso poderia ser aplicado à complexa atividade médica? Resultados positivos podem ser unaccountable?

A atividade médica, a despeito de toda complexidade e subjetividade, efetivamente pode ser vista como uma relação contratual de serviço. Uma relação em que existe necessidade, serviço e resultado. Além disso, considerando a concepção de que a accountability está associada a resultados positivos dentro do contexto de um compromisso formal e um senso de responsabilidade pessoal, é compreensível que nem todo resultado, meramente por ser positivo, necessariamente seja accountable.

Ao aprofundar as análises em torno de empresas que conseguem resultados positivos surpreendentes, Simon Sinek traz a concepção que o *porquê* deve anteceder o *que* e o *como*. No livro *Comece pelo porquê*,[28] Sinek deixa claro que a motivação que antecede as ações de uma empresa se relaciona mais com sua performance do que o produto em si. Motivação é propósito!

Há várias maneiras de se atingir um mesmo objetivo. Há vários caminhos que podem chegar a resultados semelhantes. A prática médica deixa claro que existem várias opções de *que* e *como*, mas o conhecimento do *porquê* é fundamental para um resultado accountable. E qual deve ser o propósito que nutre o processo de decisão do médico?

A motivação do médico decorre de diversos fatores. Dinheiro, sucesso, realização pessoal, vaidade, altruísmo, generosidade, paixão, amor, prazer. Na concepção de que o *porquê* direciona o *que* e o *como*, são as motivações do profissional médico que pavimentam a trajetória de suas relações, suas escolhas e decisões. Mas não basta o *porquê*, não bastam boas e nobres intenções se você não possui capacidade de saber o que fazer e como fazer. O médico precisa entender o que o motiva da mesma maneira como importa ter as habilidades de conhecimento e todas as aptidões que formam o profissional. Como numa longa jornada de vida, a inspiração do propósito é o guia de nossa consciência.

REGRA DE OURO OU REGRA DE PRATA

O que se entende como regra de ouro é o princípio filosófico de que devemos tratar os outros como gostaríamos de ser tratados. É um princípio que remonta a várias tradições filosóficas e religiosas do passado e que coloca o indivíduo numa posição de agir conforme o guia de sua consciência. Nesse cenário de escolha, o que realmente importa é aquilo que o ser humano entende como benéfico, transferindo para o outro o peso de sua escolha.

O médico, ao praticar a regra de ouro no processo decisório de seu paciente, vinculará sua decisão aos seus valores e princípios morais no firme convencimento de que é a melhor escolha para seu paciente. Apesar da real possibilidade de que o desejo do paciente não seja necessariamente semelhante ao desejo do médico, essa atitude unilateral é uma sincera demonstração de apreço, amor e cuidado pelo outro.

A regra de prata é a via negativa da regra de ouro, em que vigora o princípio de não tratar os outros da forma como não gostaria de ser tratado. Segundo Nassim Taleb, em seu livro *Arriscando a própria pele*,[29] a regra de prata possui um sentido moral de simetria, pois torna a decisão uma via de escolha mais empática. Normalmente o ser humano tem mais clareza daquilo que é efetivamente ruim do que daquilo que é bom, o que pode tornar a via negativa mais importante. Segundo Taleb, agir por eliminação (regra de prata ou regra de ouro negativa) está propenso a menos erros do que agir por adição (regra de ouro).

Definir a decisão médica entre uma regra de prata ou de ouro talvez seja simplificar demais uma escolha tão complexa. Eliminar aquilo que pode ser nocivo e, ao mesmo tempo, considerar o que pode ser benéfico não é uma tarefa das mais fáceis. Buscar accountability nesse cenário sugere algo mais complexo.

É interessante constatar que as duas regras são diferentes e dissociáveis. Tomando o princípio básico do que representa a essência da regra de prata, poderíamos traduzi-la na representação do Código de Ética Médica. A via negativa que basicamente nos mostra como não agir. Já a regra de ouro poderia representar o princípio moral do cuidar, ou seja, a essência fundamental do ser médico. Dentro dos princípios expostos por Taleb, a regra de ouro não possui significância como accountability, pois não traz a certeza do que é melhor dentro da perspectiva do médico e do paciente.

No entanto, se o princípio de fazer e desejar o que o médico pensa ser melhor para o paciente estiver pautado em genuínos valores morais de decência, se estiver fundamentado nas melhores e robustas evidências e se estiver calcado num sentimento sincero de humildade e respeito, é possível tornar a regra de ouro uma atitude accountable. Portanto, accountability médica requer, antes de qualquer ferramenta relacional ou profissional, que o médico vista o manto da honestidade, da humildade e da idoneidade de caráter. Somente nesse cenário poderemos ter a regra de ouro sendo tão importante quanto a regra de prata. Somente nesse cenário podemos desfrutar dos princípios da ética e da accountability.

A LIÇÃO DE OZ

O princípio de Oz[30] é um livro de Roger Connors, Tom Smith e Craig Hickman que certamente marca o tema de accountability em nosso século. A analogia entre a saga de Dorothy, o Espantalho, o Homem de Lata e o Leão em busca da cidade das esmeraldas e o famoso Mágico de Oz com a busca pessoal de virtudes leva o leitor a uma reflexão profunda sobre a jornada individual do ser humano. A saga dos quatro amigos é a busca individual por um objetivo em que a jornada se mostra muito mais importante que o destino.

Apesar de serem direcionadas para empresas, as lições de liderança, humildade, sabedoria e eficiência podem ser usadas para o aprendizado pessoal e aplicadas em qualquer atividade, incluindo o exercício da medicina. Quando comparamos a atividade empresarial com a atividade médica, é possível observar uma convergência na busca por resultados satisfatórios, mesmo que tenhamos uma distinção do método. Os autores de *O princípio de Oz* consideram que a vitimização funciona como o fator modelador principal no processo de unaccountability empresarial. E de que maneira a vitimização poderia gerar uma ação médica unaccountable?

O processo de vitimização não se limita a sentir-se vítima. Vitimização é essencialmente a fuga da responsabilidade e qualquer atitude médica que busque eximir responsabilidade é, potencialmente, um ato de vitimização. O médico que solicita uma infinidade de exames, particularmente desnecessários, não é apenas meramente incompetente. Ele assume indiretamente o papel de vítima ao transferir sua responsabilidade pessoal para os referidos exames. O médico que terceiriza o processo decisório para outros colegas ou para o próprio paciente é um transferidor de responsabilidades. Vale lembrar que transferir é bem diferente de compartilhar uma decisão, quando o médico expressa sua opinião pessoal e divide a responsabilidade.

Superado o processo de vitimização, que essencialmente imobiliza o indivíduo, é hora de trilhar o caminho da accountability. *O princípio de Oz* sugere uma progressão de comportamento que envolve enxergar, apropriar, solucionar e agir. Aprender o princípio e aplicá-lo na atividade profissional do médico é um exercício que pode auxiliar a busca pela accountability médica.

A CORAGEM DE ENXERGAR

A atividade médica requer uma plena capacidade de observação. Todo detalhamento que envolve uma anamnese e um exame físico é pautado em sistematização, conhecimento prévio e busca de informações. Um profissional que esteja preso ao seu pequeno e limitado mundo terá dificuldade em perceber variações ou características diferentes. As maiores falhas em não enxergar são a resistência ao desconhecido e o comodismo confortável. Duas armadilhas que prejudicam a profissão médica. O ortopedista que trabalha efetuando infiltrações para tratamento de dores crônicas poderá ter dificuldade em lidar com um caso de mieloma múltiplo. Acostumado a somente enxergar uma dor crônica como osteoartrose, casos mais complexos podem passar despercebidos.

A coragem de enxergar passa inicialmente pela percepção em reconhecer quando se está preso na armadilha do comodismo. Admitir que podem existir dúvidas e questionar sua própria percepção é um outro passo importante na busca de enxergar além do que se vê. É preciso ter coragem ao admitir a presença de lacunas e mais coragem ainda de buscar respostas.

Se a coragem é o fruto que conduz o médico a ampliar o alcance de seus olhos, a humildade é a semente que pode gerar um fruto maduro. O verdadeiro princípio da coragem não está associado ao destemor, e sim vinculado ao reconhecimento de limitações e à complexidade que envolve a prática médica.

O DESEJO DE SE APROPRIAR

Quando se fala em apropriação na atitude médica, estamos falando em responsabilidade pessoal. Exercer a medicina significa fazer escolhas e tomar decisões. Algo inerente a outras profissões, como advogados e engenheiros, mas com gigantescas e perigosas diferenças!

Enquanto na maioria dos cenários em outras profissões o ambiente é geralmente controlado e previsível, o ambiente decisório em medicina é incerto e virtualmente imprevisível. É muito mais fácil se responsabilizar pela segurança de uma ponte quando conhecemos que o cálculo estrutural foi bem elaborado e os materiais utilizados foram os recomendados. Assumir a responsabilidade quando existem dezenas ou centenas de variáveis incertas ou desconhecidas é um desafio muito maior.

A falta de responsabilidade médica geralmente recai no processo de vitimização, como já foi discutido anteriormente, mas existem outros mecanismos que impedem ou dificultam o desejo do médico em se apropriar do problema. A principal desculpa que o médico utiliza para se eximir da responsabilidade é terceirizar a solução. O cardiologista, ao atender um paciente com obesidade, pode se apropriar da responsabilidade e agir de maneira accountable, orientando e tratando o paciente de forma adequada. Mesmo que esse paciente seja encaminhado para uma endocrinologista e nutricionista, a atitude foi de completa responsabilidade e apropriação. Seria completamente diferente se o cardiologista ignorasse o problema, por aparentemente não fazer parte de sua seara, ou designasse a responsabilidade a um outro colega ou ao próprio paciente.

A VONTADE DE SOLUCIONAR

O médico é visto pelo paciente como o solucionador de seu problema. Mesmo que sua ação não seja tão efetiva ou que o alcance de suas decisões não seja o que o paciente deseja, o papel principal no processo pertence ao médico. No entanto, nem sempre o médico assume para si essa responsabilidade da forma como deveria. Um cirurgião que se depara com uma complicação não prevista pode tomar várias decisões. Desde abortar o procedimento para reavaliar até buscar alternativas inusitadas, a vontade de solucionar é definida pela persistência. O cirurgião accountable se pergunta: o que mais eu posso fazer?

O conhecimento médico é limitado por diversos fatores. Existe o limite individual do profissional, o limite do conhecimento estabelecido e o limite do que ainda não é conhecido. No entanto, não existe limite para a vontade em buscar soluções! Atitudes de persistência, iniciativa e criatividade podem fazer a diferença na busca por soluções.

Paciente e médico geralmente buscam resultados semelhantes, mas são as motivações que determinam o empenho nessa busca. O que se espera é uma maior motivação por parte do paciente, mas é a motivação do médico que conduz o processo na maioria das vezes. O abandono do tratamento pelo paciente geralmente está associado à falta de resultados efetivos ou à percepção da falta de interesse e empenho pelo médico. O paciente fragilizado encontra forças na motivação que o médico consegue transmitir.

O empenho na busca pela solução deve ser genuíno e factível. A falsa motivação é plenamente percebida porque é calcada em interesses estritamente pecuniários ou de marketing pessoal. Da mesma forma, a motivação não exequível é vazia e improdutiva. O médico que busca sua promoção pessoal ao cuidar de seu paciente está na realidade cuidando de si próprio.

A HORA DE AGIR

Enxergar, apropriar e solucionar já definem uma postura accountable. No entanto, a ação é a ferramenta necessária para permanecer num nível de accountability duradouro. O profissional que busca manter seus resultados além das expectativas está sempre preocupado em obter melhorias progressivas.

A profissão médica, em particular, por ser uma ciência que envolve constante mudança e evolução, está sujeita a revisões periódicas, quebra de paradigmas e construção de novos conceitos e teorias. Agir de maneira accountable implica em estar persistentemente se perguntando o que mais pode ser feito para obter um melhor resultado. Um oncologista não se preocupa em atingir prognósticos, ele se preocupa em superá-los em tempo e qualidade.

A permanência nesse estágio de compromisso não requer apenas dedicação e disciplina. O profissional focado no agir precisa ser alimentado de informações e estímulos obtidos a partir de um constante feedback. Resultados satisfatórios ajudam a manter a rota e perseguir melhorias, resultados ruins corrigem rotas e direcionam desvios. Médicos emergencistas que efetuam treinamentos regulares possuem desempenho melhor no mundo real do que médicos que não efetuam treinamentos. O feedback aprimora a busca pela perfeição e minimiza danos. O conceito de ação dentro da perspectiva da lição de Oz é manter vigilância constante na busca pelos melhores resultados.

RECOMPENSA

Todo estudante que um dia desejou ser médico o fez por uma motivação pessoal. Seja por interesse financeiro, por diletantismo, por realização moral ou por mera conveniência, a profissão médica é precedida por um desejo motivacional específico. Em geral, a formação acadêmica tende a modelar e aperfeiçoar essa motivação em algo mais palpável e específico. Aquela outrora motivação de ajudar pessoas de repente se transforma no desejo de cuidar de pessoas com câncer, por exemplo.

Na medida em que nossa motivação amadurece com o tempo, a necessidade de reconhecimento e a coleta dos frutos também começam a aparecer. Ao final do dia, todos estão em busca do seu pote de ouro no fim do arco-íris. O que muitos insistem em desconhecer é que o caminho para a recompensa é muito difícil e árduo.

Na medida em que o ensino médico deixa de buscar a excelência da prática, na medida em que a boa evidência científica é equiparada com o número de likes e seguidores, na medida em que a futilidade é elevada a um grau de alto benefício, a rota da recompensa parece se tornar mais curta e menos dolorosa, levando estudantes e médicos a um comportamento errático e unaccountable. Ao se afastarem dos preceitos morais e das virtudes, esses profissionais também se afastam da verdadeira recompensa, nutridos apenas por ilusionismos e glamour; vivem uma realidade paralela, presos a uma bolha que se encolhe diariamente.

Em que consistiria a verdadeira recompensa da profissão médica? Essa é uma pergunta difícil que possivelmente não tem uma resposta única, mas poderíamos reformular a pergunta buscando compreender o que mantém o profissional médico com constante motivação. É possível que respostas variadas surjam e que um médico reveja sua motivação ao longo de sua jornada. Que lição podemos obter quando não conseguimos definir essa tão almejada verdadeira recompensa?

O profissional médico está entre as atividades que permanecem ativas por mais tempo. Enquanto muitos funcionários e outros profissionais enxergam-se aposentados e desfrutando de um tempo ocioso, o médico dificilmente pendura o seu jaleco. Algumas vezes para manter sua qualidade de vida financeira, mas na maioria das vezes por gostar do que faz. E professores e juízes não gostam da sua profissão? Possivelmente sim, mas talvez não seja essa a diferença.

Muitos profissionais enxergam sua profissão como um ciclo, onde existe um começo, um meio e um fim. Um ciclo em que a recompensa, o pote de ouro, está no fim do arco-íris. O caminho é o detalhe que leva à recompensa ao final. O médico geralmente não vê sua profissão como um ciclo. O profissional médico se entrega à sua jornada de forma tão intensa e apaixonada porque ele não enxerga o pote de ouro no final do arco-íris. O médico sabe que sua única recompensa é o caminho, é a jornada, é o próprio arco-íris.

E se a qualquer outro indivíduo é facultado obter a sua recompensa no final do arco-íris, às vezes independente do caminho perseguido, ao médico só é possível ser recompensado se a jornada for virtuosa. Dessa forma, a prática das virtudes morais, que endossam e fortalecem a accountability, é a garantia da recompensa do médico. Não a mera e desejável recompensa financeira, não a recompensa estética que enaltece o ego, mas a única recompensa que consegue eternizar um médico: o reconhecimento de seus pares, o amor de sua família e o carinho de seus pacientes. Algo que apenas uma jornada virtuosa pode proporcionar.

O MEDO DE ERRAR E O DESEJO DE ACERTAR

A intervenção cirúrgica cardiovascular certamente é uma das áreas que mais evoluíram nas últimas décadas. Se considerarmos as cirurgias cardíacas e as intervenções percutâneas, uma infinidade de patologias pode ser abordada com alto grau de eficiência e elevado nível de segurança. Doenças complexas, outrora intratáveis, passaram a fazer parte da rotina de cirurgiões e hemodinamicistas. Mas isso não ocorreu do dia para a noite!

Desde meados do século XX os cientistas buscavam meios de praticar suas intervenções com eficácia e segurança. Foram vários anos de experimentações teóricas e práticas e décadas de evolução tecnológica para que o ser humano chegasse ao nível de excelência que existe hoje. E, olhando além do grande sucesso atual, houve centenas de tentativas frustradas, de erros cometidos, de planejamentos incompletos e de resultados negativos. O que teria sido da intervenção cardiovascular se esses corajosos cientistas tivessem desistido nos primeiros erros? E como o medo de errar pode influenciar na atitude accountable?

Crescemos em um ambiente onde nos é ensinado que "errar é humano". Em apenas três palavras é possível extrair uma série de possibilidades, pois a falha pode ser estratificada em grau de importância e a atitude humana também pode ser avaliada de acordo com o conceito que definimos. A falha de operar o joelho errado seria considerada aceitável? O insucesso de uma cirurgia complexa é uma falha humana ou algo inerente ao risco? A atividade médica abrange uma grande variedade de graus de complexidade e se faz necessário igual nível de competência para seu exercício. Compreender o grau de complexidade do erro e sua relação com a complexa natureza humana talvez seja um caminho sensato para administrar o medo de errar.

A aversão ao erro é própria da natureza humana e sua percepção se integra com o senso de responsabilidade. Dessa forma, é possível que o medo de errar interfira diretamente no processo decisório que envolve a atividade médica e, consequentemente, atue diretamente na accountability. A autora Amy C. Edmondson é pioneira no estudo sobre o impacto da falha humana e como isso pode ser visto de forma positiva. Em seu livro *O jeito certo de errar*,[31] a autora busca aprofundar a análise das origens das falhas humanas e como seria possível aprender com esses erros.

É plenamente fácil aceitar falhas em laboratórios ou quando pesquisas demonstram resultados neutros ou negativos. Esse é o princípio da boa pesquisa; não existem resultados bons ou ruins, existem apenas resultados confiáveis ou não. E a ciência evolui a partir desses resultados! Portanto, em se tratando de pesquisa clínica, o medo de errar existe apenas na concepção da ideia e da metodologia, não do resultado. No entanto, a vida real não é um laboratório onde os erros são bem-vindos. Lidar com resultados adversos faz parte da atividade médica e não é uma boa sensação ter que enfrentar desfechos desagradáveis. Como lidar com maus resultados? Qual seria a forma accountable de absorver uma possível falha e aprender com ela? Segundo Edmondson, os principais mecanismos associados ao erro humano estão relacionados a desatenção, negligência, excesso de confiança e pressupostos equivocados. A compreensão desses mecanismos na atividade médica é uma forma de minimizar a ocorrência de falhas de decisões. É claro que não existe a supressão completa do mau resultado, mas o entendimento do mecanismo do erro é uma forma de trabalhar o medo, que, por sua vez, pode estar induzindo uma decisão unaccountable.

A desatenção dificulta a percepção adequada dos fatos e dos achados clínicos. Atender um paciente e, ao mesmo tempo, ter a mente focada em problemas externos e alheios é uma maneira fácil de cometer erros. Muitas coisas podem tirar a atenção do médico durante sua atividade, desde o próprio ambiente de trabalho, seja no consultório, numa UTI ou numa sala de emergência, até fatores pessoais, como uma discussão familiar prévia ou a preocupação com o boleto que vai vencer. O médico deve ter a capacidade de dedicar completa atenção ao paciente, sem desvios ou distrações. Num ambiente controlável, como um consultório, essa atenção pode ser mais facilmente estabelecida evitando-se as distrações do celular e do telefone. Já num ambiente não controlável, a atenção focada é um processo de autocontrole que deve estar sempre em treinamento.

O erro baseado na negligência pode estar relacionado diretamente ao princípio ético, mas pode também se relacionar a pequenos fatos ou comportamentos que podem passar despercebidos. Segundo Edmondson, a negligência não precisa ser tão explícita, como não conseguir tratar adequadamente um infarto agudo do miocárdio. Não ter um eletrocardiógrafo na sala de emergência é tão negligente quanto não saber interpretar um ECG? Para evitar o erro fundamentado na negligência é preciso que o médico esteja atento a todos os processos. É preciso pensar no improvável, rever os dados e redefinir conceitos se for necessário.

Sem dúvida o excesso de confiança é um dos principais mecanismos de falha na atividade médica. Nosso cérebro é preguiçoso! A neurociência explica esse fato como um mecanismo de economia de energia, o que é plenamente plausível se consideramos que, com 2% do peso corporal, o cérebro consome quase 20% do total de oxigênio e glicose do organismo. Daniel Kahneman[32] é mais específico ao dividir o modo de pensar entre dois sistemas complexos, sendo um intuitivo, rápido, categórico e econômico e o outro racional, lento, individualizado e com alto consumo de energia. A atividade médica lida com múltiplas informações, variáveis biológicas (muitas com distribuição não normal) e muitas lacunas do conhecimento. Esse conjunto de incertezas propicia não só a possibilidade de desenvolvimento de um excesso de confiança, como um eventual pressuposto equivocado, que seria o quarto mecanismo elencado por Edmondson.

O princípio da accountability médica não consiste em compreender o erro e aprender com ele – isso é prerrogativa da natureza humana em evolução –, mas sim em entender a vulnerabilidade inerente à atividade médica e agir de maneira preventiva para reduzir a margem de erro. O processo decisório em medicina requer suficiente sensatez e conhecimento que direcione para uma opção correta, ao mesmo tempo que necessita de responsabilização e humildade para conseguir dar a medida certa para lidar com o eventual erro.

Julia Gianzanti busca simplificar o fenômeno da accountability com base na interação entre a atitude para resolver o problema (ação) e a genuína responsabilização pessoal (consciência). Nos diversos cenários possíveis, o indivíduo que se implica pouco e não toma atitudes se porta como vítima. É o médico que se omite diante das decisões. Já o indivíduo que assume sua responsabilidade, mas deixa de tomar uma ação efetiva, está se portando como um impotente. É o médico que transmite empatia, mas é completamente inefetivo. O indivíduo que é proativo sem o peso da responsabilização é o herói, no sentido pejorativo da palavra. É o médico que está mais preocupado consigo do que com o paciente. É o médico que não está atento às consequências de seus atos.

O indivíduo accountable seria pleno na ação e na consciência. É o médico que usa de forma adequada o conhecimento e aplica toda a energia e empenho para solucionar o problema de seu paciente. Ao mesmo tempo, esse médico leva seu nível de responsabilização ao máximo, assumindo os eventuais transtornos e lidando de forma empática e profissional com as possíveis vulnerabilidades.

A ética médica se encontra enclausurada nos conselhos profissionais e nas poucas e cansativas aulas durante a graduação. São geralmente temáticas controversas que expõem sentimentos de heroísmo, apatia ou impotência. Uma vez graduado, o médico frequentemente se coloca em posição de defesa, que muitas vezes se refletirá no comportamento de vítima ou de impotência. Já a accountability é uma virtude que permeia toda a vida pregressa do médico, seus princípios morais e seu propósito de vida. Estimular a accountability é promover a boa prática médica, é fortalecer a pesquisa ética, é oferecer à sociedade profissionais que sejam, além de tecnicamente competentes, emocionalmente preparados e comprometidos com o melhor para seu paciente.

O PARADOXO DO PODER

A atividade médica está inserida numa relação de profundo exercício do poder. Ao profissional é fornecida a capacidade de tomar decisões e fazer escolhas que impactam diretamente no bem precioso da vida. Imagine um intensivista tomando decisões numa UTI, um emergencista atendendo uma parada cardíaca ou um clínico geral indicando um procedimento. Deixando de lado todas as questões científicas e éticas envolvidas, são ações de poder que diariamente os médicos são obrigados a ter. Afirmo como obrigação porque não existe outra alternativa. Ou melhor, a alternativa de não agir, de não exercer esse poder é simplesmente deixar de ser médico. Como lidar com essa obrigação, com esse poder, já é uma outra questão a ser discutida.

Uma das frases que mais definem a importância e magnitude do poder foi dita pelo historiador Lorde Acton: "O poder tende a corromper; o poder absoluto corrompe absolutamente". Duas premissas parecem modelar o espírito de quem detém o poder: agir de maneira impulsiva; e desconsiderar sentimentos e desejos dos outros, agindo segundo seus próprios desejos e caprichos. Essas premissas se baseiam em estudos psicológicos e parecem estar atreladas a qualquer tipo de ser humano. Lisa Cohen,[33] em seu estudo sobre sociopatia, afirma que 20% dos líderes governamentais e de negócio possuem um perfil sociopata. Em contrapartida, a prevalência na população geral gira em torno de 1%. Considerando se tratar de um estudo de associação, cabe a reflexão da causalidade.

Imagine agora como ocorre o processo de decisão na atividade médica. O grau de poder que reside na figura do médico é algo invariavelmente enorme. Além disso, como a relação de confiança entre médico e paciente geralmente é construída em cima de pilares sólidos, o poder de decisão tende a ser quase absoluto, pois é chancelado por essa relação de confiança. Lidar com esse poder sem se desviar para atitudes egocêntricas e até sociopatas é uma tarefa que todo profissional médico deve buscar.

A primeira tarefa a ser praticada é não fugir da responsabilidade da decisão. Efetuar uma escolha e eventualmente errar pode fazer parte de um aprendizado, ter dúvidas em nossas escolhas faz parte do crescimento, mas se eximir de fazer escolhas não é admissível. Aceitar o peso da responsabilidade não é se apegar ao poder que lhe é oferecido, é assumir com humildade as suas consequências.

A segunda tarefa envolve o que Fred Kofman[34] define como "superar a si mesmo". Controlar o ego não é ser altruísta ou benevolente com os outros. Nem é bloquear seus valores ou sentimentos; isso é o que um algoritmo faz. Lidar com o ego no complexo jogo de poder que envolve a decisão médica é aprender a enxergar e pensar sem cair na armadilha do reconhecimento, do heroísmo, da dominação.

A tentação do poder, aliada à exaltação do ego, é uma fórmula perigosa. A capacidade de resistir ao poder sem negar a responsabilidade passa por colocar o paciente no processo decisório. Sem a imputação da responsabilidade, mas com a ciência de todo o processo, o paciente não apenas aceita a decisão, ele concorda com ela. É um recurso relativamente simples que envolve explicar com detalhes os mecanismos e fatores que delinearam aquela escolha. Desde a simples prescrição de um medicamento até uma complexa cirurgia, o detalhamento da decisão expressa a convicção do médico com base em argumentos. Não é incomum o pensamento de que o paciente não entende sobre medicina, mas o que está em jogo não é uma aula de conhecimento, é uma maneira de estabelecer uma conexão, de forjar um convencimento genuíno, de compartilhar o poder da decisão.

Outro mecanismo de segurança para evitar o paradoxo do poder é estabelecer a separação do que Kofman define ego versus alma. Esse discernimento pode ser, de certa forma, exemplificado pelas palavras do juiz Antonin Scalia,[35] ministro da Suprema Corte dos Estados Unidos:

> Se você for um juiz bom e fiel, deve se resignar ao fato de que nem sempre vai gostar das conclusões a que você chega. Se você gosta delas o tempo todo, provavelmente algo está errado.

A essência não é cultivar decisões que possam nos tornar felizes ou infelizes. Esses são sentimentos que afetam o ego! Kofman defende que as decisões que envolvem a "alma" são balizadas no conhecimento, nas percepções e nos valores. Independentemente da causalidade, poder e comportamento se encontram intimamente relacionados e presentes na atividade médica. O exercício prático do profissional em combater esse paradoxo consiste em se colocar sempre no lugar do outro. A prática diária das regras de ouro e de prata são essenciais para evitar o paradoxo do poder.

EPÍLOGO

Este livro não foi escrito para trazer conclusões ou verdades definitivas. Se o leitor conseguiu chegar ao final do livro com muito mais perguntas do que respostas, é sinal de que ele cumpriu o seu objetivo. A atividade médica é uma arte complexa, envolta em um cenário de inúmeras probabilidades e infinitas incertezas. Resumir essa arte em normas, preceitos e teorias é algo inimaginável.

Trazer um conceito amplamente utilizado na esfera empresarial e administrativa para o âmbito da atividade médica foi um desafio. A lógica por trás desse desafio é a forma como as relações comerciais evoluíram nas últimas décadas. Anteriormente baseadas em aspectos de consumo, oferta e procura, as atividades econômicas e comerciais se renderam ao aspecto comportamental, trazendo de maneira intensa o conceito de accountability para a realidade histórica.

Diante de tanta informação científica, de inúmeros interesses envolvidos, de uma crescente mudança das formas relacionais e, sobretudo, diante de uma atividade que lida com o bem precioso da vida, o exercício da medicina não pode se restringir a uma relação de consumo. É preciso valorizar a atividade médica com seu devido e justo reconhecimento. E é imprescindível que o médico se dê esse valor ao cumprir com ética, capacidade técnica e accountability o sagrado exercício de sua profissão.

AGRADECIMENTOS

A construção de um ensaio com um tema tão complexo e novo pareceu um desafio praticamente inalcançável. Dois fatores foram fundamentais para buscar um texto final. O primeiro fator é a própria temática em si. Apesar da aridez em publicações, o tema é extremamente palpitante, pois transcende a visão ética da profissão e se aprofunda nos valores e percepções morais e filosóficas que moldam a atividade médica. Escrever foi um dileto exercício e aprendizado de ética, filosofia, espiritualidade, resiliência e sabedoria.

O segundo e importante fator fundamental para a execução deste texto foi a ajuda de sábios amigos. Em primeiro lugar, tenho que agradecer a João Cordeiro por me apresentar a accountability de forma tão clara e intensa ao mesmo tempo. Transpor para a área médica foi um outro desafio que me fez pesquisar, gerar hipóteses e fazer comentários.

E, para esse fim, tive a felicidade de contar com uma grande colaboração de dois fraternos amigos médicos na elaboração deste texto final:

Gilson Feitosa Filho

O jovem membro da Academia de Medicina da Bahia, professor da Escola Baiana de Medicina e Saúde Pública e ex-presidente da Sociedade Brasileira de Cardiologia –

Bahia (SBC-BA). Com uma admirável verve acadêmica, herdada do pai e construída em méritos próprios, Gilson Filho é um médico admirável e um pesquisador obstinado. Seus conselhos e questionamentos foram fundamentais na elaboração de um texto mais palatável. Foi importantíssimo aprender com esse academicismo e, se não pude traduzir isso de forma mais clara, foi por pura incapacidade minha.

Cláudio das Virgens

Outro amigo que me presenteou com seus conselhos. É professor da Universidade do Estado da Bahia (Uneb) e atual presidente da SBC-BA. Cláudio também assina com propriedade o prefácio deste livro. Ele é uma das mentes mais lúcidas que conheço. Com extenso conhecimento geral e filosófico, além de ser uma verdadeira enciclopédia médica, ele adicionou seu espírito de gentileza em sábios conselhos e sugestões. Agradeço por desfrutar de seu convívio, de sua sensibilidade, de seu conhecimento, de sua generosidade e de sua capacidade de liderança.

REFERÊNCIAS

1. CORDEIRO, João. *Accountability:* A evolução da responsabilidade pessoal. São Paulo: Alta Books, 2023.

2. TAYLOR, Carolyn. *Accountability no trabalho.* São Paulo: Labrador, 2023.

3. GIANZANTI, Julia. *Accountability*: A competência essencial para transformar sua vida. São Paulo: Labrador, 2024.

4. CÓDIGO DE ÉTICA MÉDICA. Conselho Federal de Medicina, 2018.

5. Peteet JR, Witvliet CV, Glas G, Frush BW. Accountability as a virtue in medicine: from theory to practice. *Philos Ethics Humanit Med*. 2023;18(1):1. doi: 10.1186/s13010-023-00129-5.

6. MAGNUS, Gregorius. *Moralia in Iob*. Turnhout: Brepols Publishers, 2005.

7. DELDUQUE, Maria Célia et al. O erro médico nos tribunais: uma análise das decisões do Tribunal de Justiça da capital brasileira. *Saúde Soc*. 2022;31(3).

8. SIR BLACK, Douglas, MD. Medical Accountability. *Journal of the Royal College of Physicians of London*, October 1985.

9. COVEY, Stephen R. *A velocidade da confiança*. São Paulo: Alta Books, 2017.

10. Um ajuste justo. Análise da eficiência e equidade do gasto público no Brasil. Grupo Banco Mundial, 2017.

11. GØTZSCHE, Peter. *Medicamentos mortais e crime organizado*: Como a Indústria Farmacêutica corrompeu a assistência médica. Porto Alegre: Bookman, 2016.

12. INTERFARMA *Código de Conduta*. Interfarma, revisão 2021. Disponível em: https://interfarma.org.br

13. RADDEN KEEFE, Patrick. *Império da dor*. Rio de Janeiro: Intrínseca, 2023.

14. Império da dor [série]. Direção: Pete Berg. Netflix, 2023.

15. POPPER, Karl. *Os dois problemas fundamentais da teoria do conhecimento*. São Paulo: Editora Unesp, 2013.

16. COUNCIL OF SCIENCE EDITORS. Diretrizes para promover integridade em publicações de periódicos científicos – Atualização de 2012. ABEC Associação Brasileira de Editores Científicos; 2012.

17. HWANG, Soo Young et al. Causes for retraction in the biomedical literature: a systematic review of studies of retraction notices. *J Korean Med Sci*. 2023 Oct 23; 38(41):e333.

18. REVISTA PESQUISA FAPESP. Número de publicações científicas cresceu significativamente nas últimas três décadas. Disponível em: https://revistapesquisa.

fapesp.br/numero-de-publicacoes-cientificas-cresceu--significativamente-nas-ultimas-tres-decadas/

19. BENSON, Philippa. Seven sins in publishing (but who's counting...). *Ann R Coll Surg Engl.* 2016;98:1-5.

20. GLOBAL TRUSTWORTHINESS RANKING, 2022.

21. GLOBAL TRUSTWORTHINESS RANKING, 2021.

22. HEMINGWAY, Ernest. *Por quem os sinos dobram.* Bertrand Brasil, 2013.

23. COLLINS, Jim. *Empresas feitas para vencer.* São Paulo: Alta Books, 2013.

24. CORDEIRO, João. *Desculpability*: Elimine de vez as desculpas. São Paulo: Évora, 2016.

25. SAAD, Gad. *A mente parasita.* São Paulo: Trinitas, 2021.

26. FANAROFF, Alexander C. et al. Levels of evidence supporting American College of Cardiology/American Heart Association and European Society of Cardiology Guidelines, 2008-2018. *JAMA*, 2019.

27. DOERR, John. *Avalie o que importa.* São Paulo: Alta Books, 2019.

28. SINEK, Simon. *Comece pelo porquê.* Rio de Janeiro: Sextante, 2009.

29. TALEB, Nassim Nicholas. *Arriscando a própria pele.* Objetiva, 2018.

30. CONNORS, Roger; SMITH, Tom; HICKMAN, Craig. *O princípio de Oz.* São Paulo: Alta Books, 2019.

31. EDMONDSON, Amy C. *O jeito certo de errar*: Como as falhas nos ensinam a prosperar. Rio de Janeiro: Intrínseca, 2023.

32. KAHNEMAN, Daniel. *Rápido e devagar*: Duas formas de pensar. Objetiva, 2012.

33. COHEN, Lisa J. What do we know about psychopathy? Psychol Today [Internet]. 2011 mar 14. Disponível em: https://www.psychologytoday.com/us/blog/handy-psychology-answers/201103/what-do-we-know-about-psychopathy

34. KOFMAN, Fred. *Liderança e propósito*: O novo líder e o real significado do sucesso. Rio de Janeiro: Harper Collins, 2023.

35. SCALIA, Antonin Gregory. *Scalia fala:* reflexões sobre fé, direito e vida bem vivida. 1. ed. São Paulo: Editora E.D.A., 2021.

FONTE Adobe Garamond Pro
PAPEL Pólen Natural 80g/m²
IMPRESSÃO Paym

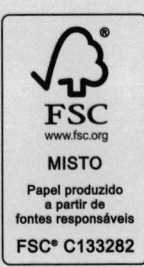